LIBRO GUIDA

MEDICI IN GERMANIA: COME TRASFERIRSI

DI L'ANESTESISTA IN GERMANIA

LIBRO GUIDA

MEDICI IN GERMANIA: COME TRASFERIRSI

DI L'ANESTESISTA IN GERMANÍA

TUTTO QUELLO CHE DEVI SAPERE PER LAVORARE COME MEDICO IN GERMANIA: PROCEDURE, VISTI, STIPENDI E OPPORTUNITÀ DI CARRIERA

Indice:

INDICE:

INTRODUZIONE

Se sei un medico e stai considerando l'idea di trasferirti in Germania per ampliare le tue prospettive professionali, sei nel posto giusto. La Germania, con il suo sistema sanitario avanzato e una domanda crescente di professionisti qualificati, offre numerose opportunità per medici di tutte le specializzazioni, o che intendano specializzarsi direttamente in Germania.

Nel mio caso. Io ho cominciato la mia specializzazione in Anestesia in Italia, quasi a metà specialità, mi sono licenziato, mi sono trasferito in Germania. Per poi completare la mia specializzazione ad Aachen, vicino Colonia.

Se stai pensando che questo cambio di paese mi abbia fatto perdere tempo, ti sbagli. Perché in Germania puoi vedere riconosciuto il tuo percorso formativo, anche se fatto all'estero. Quindi ho semplicemente continuato la mia specialità qui. Cambiando ospedale, città e paese, senza dover ripetere nessun anno di specialità. Una flessibilità impensabile in Italia.

Tuttavia, trasferirsi e costruire una carriera in un nuovo paese può essere una sfida complessa, fatta di aspetti burocratici, culturali e linguistici che, se non ben affrontati, possono rendere il percorso più difficile del previsto. Questo libro nasce con l'obiettivo di essere la tua guida pratica e completa per aiutarti a navigare tra le varie tappe di questo cambiamento: dal riconoscimento delle qualifiche e l'ottenimento delle autorizzazioni, fino all'inserimento nel mercato del lavoro e all'adattamento alla v ta quotidiana in Germania. Tutto attraverso consigli pratici, esempi concreti e informazioni aggiornate, ti accompagnerò in ogni fase, cercando di rispondere a tutte le tue domande e di anticipare le possibili difficoltà.

Molti Temi li ho affrontati anche sul mio canale Youtube e sulla pagina Instagram Anestesista in Germania!

https://www.youtube.com/@AnestesistainGermania

https://www.instagram.com/anestesistaingermania/

Ti invito a controllare anche tra i vecchi video e ad iscriverti al Canale per rimanere sempre aggiornato su possibili novità e cambiamenti importanti per chi voglia lavorare come medico in Germania.

Nel corso delle pagine, proverò ad offrirti un'idea chiara e realistica di cosa aspettarti come medico in Germania. Condividerò strategie e suggerimenti utili per integrarti al meglio, non solo nel sistema sanitario tedesco ma anche nella cultura e nella società, due aspetti fondamentali per vivere e lavorare serenamente in un nuovo contesto.

Il libro é strutturato per essere una guida pratica! Ogni capitolo prova a trattare nel modo più completo possibile alcuni aspetti specifici, e può essere letto singolarmente senza bisogno di dover leggere obbligatoriamente i capitoli precedenti. Sentiti quindi libero di saltare tra i capitoli secondo l'argomento che ti interessa maggiormente in questo momento.

Che tu stia pensando a un'esperienza temporanea o a un trasferimento definitivo, questa guida è pensata per offrirti tutte le informazioni e il supporto necessario per trasformare il tuo progetto in un successo.

Preparati a scoprire tutte le possibilità che la Germania ha da offrirti e a fare il primo passo verso una carriera e una vita nuove.

Benvenuto e buon viaggio!

1.
CAPITOLO 1: PERCHÉ LA GERMANIA?

L a lingua non é tra le più facili da imparare, il clima é per eccellenza continentale, piove e fa freddo.

Perché darsi tanta pena per venire in Germania? Ognuno deve trovare una risposta personale a queste domande. TI posso raccontare la mia storia e le risposta che mi sono dato, ma se vuoi intraprendere una carriera qui in Germania, se vuoi vivere qui. Devi trovare da solo la risposta a queste domande.

Ti posso però assicurare che l'immagine fredda e molto spesso negativa che si ha dei nostri vicini, guardandoli dall'Italia, da come vengono raccontati dai media o dai racconti della Nonna, non rispettano più la realtà (se mai lo avessero fatto).

É possibile avere legami affettivi forti e duraturi con i tedeschi, io ne ho sposata una.

Puoi avere una cerchia di amici e una vita sociale. Anzi può essere anche più semplice, una volta superato l'ostacolo della lingua integrarsi qui, rispetto ad alcune regioni del Nord Italia, meno accoglienti anche nei confronti dei connazionali del Sud.

Questo perché la Germania é oggi uno stato Multietnico, non é strano per nessun tedesco avere a che fare con persone che non sono madrelingua, é la normalità sentire un accento diverso. La Germania poi é storicamente un insieme di Ducati e stati diversi. Questo mischiarsi di popoli fa parte della sua storia e cultura.

Certo questa é una sintesi positiva della situazione attuale, molto dipende come sempre dalla Dea bendata. Dalla città in cui sceglierai di vivere, magari dalle prime persone che incontrerai qui in Germania, che ti potranno incoraggiare o ostacolare nel tuo percorso.

Il mio invito é, una volta deciso seriamente di voler provare a vivere in Germania, dai no in fondo una possibilità a questo paese, se il primo posto di lavoro non ti piace, se la città che hai scelto ti sembra triste, se non riesci a crearti una cerchia di amici. CAMBIA! Cambia Ospecale, Città, regione, amici. Però rimani qualche mese in Germania.

Non é un percorso adatto a tutti la vita da Expat, però per chi riesce ad adattarsi, non é nemmeno più pensabile tornare indietro (alle stesse condizioni di partenza).

Prima di spiegarti come trasferirti in Germania da Medico e la Burocrazia da affrontare, Penso sia utile parlare in questo capitolo delle principali differenze tra il sistema sanitario tedesco e italiano.

Se queste differenze le conosci già, salta pure al prossimo capitolo.

Questo Libro é strutturato come una Guida, quindi se questo capitolo non ti interessa al momento, va tranquillamente avanti e torna a leggerlo più tardi.

IL SISTEMA SANITARIO TEDESCO.

A nalogamente al sistema sanitario italiano, anche quello tedesco adotta un approccio universale e solidale, ma si basa sul principio dell'assicurazione sanitaria obbligatoria.

Esso è caratterizzato da una combinazione di assicurazione pubblica e privata, mirata a garantire una copertura sanitaria ampia e di alta qualità per tutti i cittadini. Al contrario, il sistema italiano si fonda su un modello completamente pubblico, in cui possono operare anche attori privati, ma il cittadino paga le proprie cure direttamente attraverso le tasse versate allo Stato, il quale decide poi l'ammontare dei fondi da destinare al Servizio Sanitario Nazionale (SSN), garantendo così una copertura universale a tutti.

In Germania, il sistema sanitario è invece più complesso, ma a mio avviso più sostenibile, con un insieme di assicurazioni statali e private. La maggior parte della popolazione è coperta da un'assicurazione sanitaria obbligatoria (gesetzliche Krankenversicherung, GKV), gestita da diverse casse malattia pubbliche e private.

Il costo per prestazione o per l'assicurazione individuale è stabilito per legge dallo Stato, creando un tetto massimo che varia in base al reddito. Tuttavia, chi guadagna oltre una certa soglia (attualmente 50.000 euro lordi annui) può scegliere un'assicurazione sanitaria privata (private Krankenversicherung, PKV), dove i costi non sono limitati dallo Stato, ma sono determinati dal mercato. Questo signi ca che i giovani, quando non hanno bisogno di assistenza e guadagnano bene, possono risparmiare optando per l'assicurazione privata, mentre gli anziani, che necessitano di più cure e guadagnano meno, si trovano a dover affrontare premi assicurativi più elevati.

Pertanto, l'assicurazione privata risulta vantaggiosa per i giovani e le coppie senza gli, per chi guadagna molto, mentre per gli altri è preferibile l'assicurazione pubblica.

Tuttavia, il passaggio da pubblico a privato può avvenire solo una volta; chi decide di passare al sistema privato non potrà tornare al pubblico in seguito, ad esempio quando l'assicurazione diventerà più costosa in età avanzata.

Ogni individuo deve valutare e decidere ciò che è meglio per sé. Noi, ad esempio, abbiamo scelto di rimanere con le assicurazioni pubbliche.

Questa dualità nel sistema assicurativo si riflette anche nell'accesso ai servizi sanitari, mostrando differenze significative tra i pazienti con assicurazione pubblica e quelli con assicurazione privata. Ad esempio, le liste di attesa sono più brevi per i pazienti privati, poiché pagano di più per ricevere il servizio prima. Questo rappresenta, a mio avviso, un problema in un sistema che rischia di diventare meno solidale e universale.

Per fare un paragone diretto con l'Italia invece, il sistema sanitario si basa sul Servizio Sanitario Nazionale (SSN), che possiamo considerare un'assicurazione pubblica che offre copertura sanitaria universale a tutti i cittadini. Il SSN è finanziato principalmente tramite tasse e imposte, con un contributo minimo richiesto ai cittadini per accedere ai servizi (il Ticket).
La gestione è principalmente regionale, con ogni regione responsabile dell'erogazione dei servizi sanitari e della gestione delle risorse.

Le differenze nell'organizzazione dei due sistemi si manifestano nella distribuzione e nell'accesso ai servizi sanitari, nonché nella qualità e nell'efficienza complessiva delle cure.

Il sistema tedesco offre maggiore scelta e flessibilità grazie alla presenza di diverse assicurazioni sanitarie, mentre quello italiano si fonda su un modello più centralizzato e uniforme, con un focus particolare sull'equità e sull'accessibilità.

L'unica differenza significativa riguarda le Regioni: quelle con le finanze in ordine possono investire di più nella sanità rispetto a quelle con conti in rosso, costrette a ridurre le spese. In Germania, invece, le assicurazioni coprono le stesse prestazioni mediche su tutto il territorio, il che evita significative disparità nel finanziamento delle infrastrutture tra le diverse Regioni.

A meno di necessità di cure molto specialistiche in alcuni centri super specializzati, i cittadini tedeschi non devono spostarsi per ricevere assistenza o per effettuare rapidamente una TAC, visto che le liste di attesa nella loro regione non sono eccessivamente lunghe.

Questo è un problema che, fortunatamente, non esiste in Germania.

La principale differenza, come abbiamo visto, tra i sistemi sanitari italiano e tedesco è il modo in cui vengono finanziati. Si tratta di una differenza fondamentale, che influisce direttamente sulla qualità dei servizi offerti.

Nel 2022, la Germania ha investito circa il 30% del suo PIL nel welfare, una cifra pari a 1.178,5 Miliardi di Euro. Non solo nella sanità certamente, ma anche nelle pensioni, che rappresentano una parte significativa della spesa. Tuttavia, tale cifra è decisamente superiore a quanto speso dall'Italia.

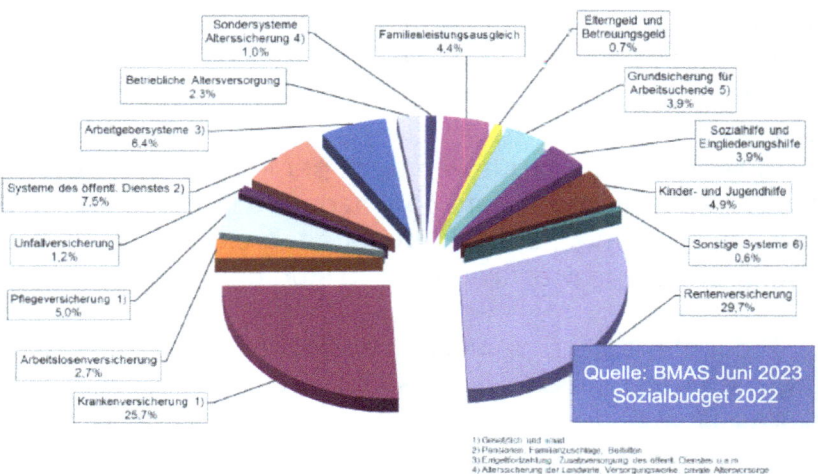

Das Sozialbudget nach Sicherungszweigen im Jahr 2022:
Anteile an den Gesamtausgaben einschließlich der Beiträge des Staates

Sondersysteme Alterssicherung 4) 1,0%
Betriebliche Altersversorgung 2,3%
Arbeitgebersysteme 3) 6,4%
Systeme des öffentl. Dienstes 2) 7,5%
Unfallversicherung 1,2%
Pflegeversicherung 1) 5,0%
Arbeitslosenversicherung 2,7%
Krankenversicherung 1) 25,7%

Familienleistungsausgleich 4,4%

Elterngeld und Betreuungsgeld 0,7%
Grundsicherung für Arbeitsuchende 5) 3,9%
Sozialhilfe und Eingliederungshilfe 3,9%
Kinder- und Jugendhilfe 4,9%
Sonstige Systeme 6) 0,6%
Rentenversicherung 29,7%

Quelle: BMAS Juni 2023
Sozialbudget 2022

1) Gesetzlich und privat
2) Pensionen, Familienzuschläge, Beihilfen
3) Entgeltfortzahlung, Zusatzversorgung des öffentl. Dienstes u.a.m.
4) Alterssicherung der Landwirte, Versorgungswerke, private Altersvorsorge
5) einschließlich sonstige Arbeitsförderung
6) Ausbildungs- und Auftragsförderung, Wohngeld und Entschädigungssysteme

STRUTTURA DEL SISTEMA:

In Germania, il sistema sanitario è caratterizzato da un'ampia rete di strutture pubbliche e private, tra cui ospedali, cliniche e studi medici.

Se lavori come medico in Germania, è probabile che ti capiti di dover comunicare in inglese con pazienti internazionali che si recano nel paese per ricevere cure (sostenendo interamente le spese). Alcuni di questi pazienti potrebbero non conoscere nemmeno l'inglese, e molti ospedali hanno integrato da tempo nel loro personale non medico diversi traduttori. Questo riflette la multietnicità della cultura tedesca.

Oltre agli ospedali, le cliniche ambulatoriali e i medici di famiglia sono fondamentali per la fornitura di cure primarie e preventive.

Anche gli studi privati dei medici sono coperti dal sistema delle assicurazioni sanitarie, il che significa che è molto più semplice trovare un medico con uno studio privato rispetto all'Italia. La prestazione di uno specialista, come un neurologo, sarà pagata allo stesso modo, sia che venga effettuata in un ambulatorio di un ospedale o in uno studio privato.

Questo comporta due vantaggi: per il medico, la possibilità di aprire uno studio privato con maggiore libertà, e per il cittadino, la comodità di non dover pagare un costo aggiuntivo per la prestazione nello studio privato.

Presentando la propria carta assicurativa, il paziente viene registrato dal medico e la prestazione è coperta dall'assicurazione, proprio come avverrebbe in ospedale. Non si tratta di un semplice privato sovvenzionato. In Germania, i medici non devono richiedere denaro ai pazienti. Tutto è coperto dalle assicurazioni.

ACCESSIBILITÀ E TEMPI DI ATTESA IN GERMANIA

L'accesso ai servizi sanitari può variare a seconda del tipo di assicurazione sanitaria e della regione di residenza. I pazienti con assicurazione privata possono godere di tempi di attesa più brevi e di una maggiore scelta di medici e strutture sanitarie, mentre coloro che sono coperti dall'assicurazione sanitaria statale potrebbero dover affrontare attese più lunghe.

I servizi aggiuntivi per i cittadini con assicurazione privata includono principalmente tempi di attesa ridotti per esami elettivi; in caso di emergenze, non è possibile saltare la fila, ma per una visita dermatologica, ad esempio, si può prenotare un mese prima anziché tre.

Un altro vantaggio delle assicurazioni private è che, in caso di ricovero ospedaliero, non si deve condividere la stanza con altri pazienti, ma si avrà una stanza privata. Inoltre, i pasti sono spesso migliori e i mobili più confortevoli.

È vero che si ha maggiore comfort, ma si va in ospedale per ricevere cure, non per trascorrere una vacanza. Inoltre, il primario o un suo assistente verrà a visitarti ogni giorno, mentre spesso la visita sarà già stata effettuata dal medico di reparto.

Da questo punto di vista, trovo che l'organizzazione del Servizio Sanitario Nazionale, almeno nella sua concezione, sia più giusta ed equa. L'accesso ai servizi sanitari è garantito a tutti i cittadini, con tempi di attesa generalmente uniformi per tutti.
Tuttavia, in alcune regioni italiane, possono emergere disparità nell'accesso ai servizi sanitari, con attese più lunghe per determinati trattamenti o specialità mediche. Spesso, ricorrere al settore privato è l'unico modo in Italia per ottenere cure in tempi adeguati.

Quale sarebbe il compromesso ideale secondo me?

Importerei completamente dalla Germania il modello delle Specializzazioni Mediche, simile a quanto sta accadendo in Italia ultimamente, dove gli specializzandi possono essere assunti dal SSN già dal terzo o quarto anno. Tuttavia, questo è solo un compromesso per colmare le lacune del sistema, non una vera e propria riforma.

Lo specializzando non ha la libertà di muoversi tra ospedali come desidera e non può facilmente cambiare il proprio percorso formativo; rimane sempre vincolato a un sistema molto più rigido e meno flessibile.

Porterei tutte le assicurazioni pubbliche in Italia, responsabilizzando i cittadini che, mese dopo mese, vedono quanto costa la sanità.

Inoltre, avrebbero accesso alle prestazioni di specialisti senza dover pagare extra di tasca propria, rendendo così la sanità più universale anche nella pratica, non solo nella teoria.

Questa modifica proteggerebbe il SSN anche da futuri tagli di spesa.

Eliminerei immediatamente le assicurazioni private dalla Germania. L'idea di pazienti di serie A (che pagano di più) e pazienti di serie B mi infastidisce profondamente.

Se stai male, stai male allo stesso modo e non ricevi necessariamente un trattamento migliore se sei coperto da un'assicurazione privata.

Paghi solo di più e, di conseguenza, il paziente è portato a chiedere sempre di più, spostando l'attenzione su aspetti irrilevanti come il comfort del letto o il cibo in ospedale.

È importante sapere che, una volta trasferito in Germania e iscritto all'AIRE, perderai l'assistenza sanitaria fornita dal SSN anche all'estero. Dovrai trovare una tua assicurazione sanitaria in Germania, ma non è complicato e, in generale, quando inizi a lavorare, verrà pagata automaticamente senza che tu debba fare nulla.

Io ho scelto la TK (Techniker Krankenkasse). Ti invito a fare le tue ricerche e confronti, ad esempio con AOK o Barmer. Non ci guadagno niente, ma ti lascio il link della TK perché, a mio avviso, i servizi offerti sono superiori

SPECIALIZZAZIONI MEDICHE A CONFRONTO: ITALIA E GERMANIA.

Questa è una domanda che ricevo almeno una volta a settimana, quindi ho deciso di affrontare subito l'argomento in questa guida.

Se stai cercando una risposta diretta su se sia preferibile specializzarsi come medico in Germania piuttosto che in Italia, la risposta è affermativa: la Germania è la scelta migliore.

Avendo avuto l'opportunità di essere specializzando sia in Italia, a Padova, che in Germania, ad Aachen, posso confermare che le specializzazioni mediche in Germania offrono un livello nettamente superiore.

In questo paragone tra i due sistemi analizzeremo tre aspetti: la formazione, la retribuzione (ovvero gli stipendi dei medici specializzandi) e il tempo necessario per completare il percorso.

Per quanto riguarda la **formazione**, dovrò generalizzare; in Germania e in talia ci sono eccellenze, medici e specialisti appassionati che si dedicano alla formazione dei giovani colleghi. Tuttavia, mi concentrerò sul livello medio della formazione garantita a tutti gli specializzandi in entrambi i paesi.

I presupposti sono molto diversi. In Italia, come medico specializzando, sei poco valorizzato; sei un medico, ma anche uno studente iscritto all'università per formarti e diventare specialista. Avrai molte meno responsabilità rispetto al tuo ruolo; per molti specialisti e pazienti, sarai visto come un "studente esperto", non come un medico autonomo capace di prendere decisioni. Questo può essere vantaggioso nei primi mesi di specializzazione, permettendoti di acclimatarti al nuovo ambiente, alla nuova città e all'ospedale. Tuttavia, diventa presto limitante, specialmente nelle specialità chirurgiche, dove è essenziale accumulare esperienza, sviluppare manualità e partecipare a quanti più interventi possibile durante la specializzazione.

Non sempre accade così, ma in Italia si passa dalla bolla della Facoltà di Medicina e Chirurgia a una seconda bolla, quella della specializzazione; non si entra direttamente nel mercato del lavoro, posticipando questo momento fino a quando si ha almeno 30 anni e potresti dover cambiare tutto di nuovo: città, ospedale, amicizie.

Il sistema non è neppure progettato per trattenere gli specializzandi che iniziano il loro percorso, poiché dopo cinque anni concludi il tuo percorso e ci sarà un nuovo specializzando pronto a occupare il tuo posto.

Non c'è alcun incentivo per la clinica a investire su di te, dato che sei presente solo per un periodo limitato. Sì, se dimostri di essere valido potrebbero chiederti di rimanere, ma non puoi sapere se avrai la fortuna di superare il concorso per essere assunto ufficialmente in ospedale; potresti trovarti a dover affrontare anni di precarietà con contratti a termine.

Dato che come specializzando/a sei lì per poco e che nella maggior parte dei casi non rimarrai, sarai sostituito da un nuovo specializzando. Inoltre, ti trovi in una situazione ambigua, essendo sia medico che studente universitario.
In generale, a meno di eccezioni o di particolari passioni personali, la tua formazione risulterà in qualche modo incompleta.
Potresti obiettare che basta scegliere la scuola giusta, ma questo è molto difficile. Non esiste un Database o una graduatoria nazionale delle migliori scuole di specializzazione

in Italia. Se sbaglio, sarei felice di sapere che esiste una graduatoria delle migliori scuole di specializzazione italiane; in tal caso, inviami il link o un messaggio per E-Mail o sul mio canale YouTube /Instagram.

Pertanto, scegliere la scuola "giusta" è estremamente complicato, è un po' come una lotteria.

In Germania, le premesse sono diverse. Un medico che desidera specializzarsi entra direttamente nel mercato del lavoro.
Gli ospedali devono accreditarsi con l'ordine dei medici, dimostrando di poter formare i medici fino a farli diventare specialisti. Devono poter eseguire un certo numero di interventi o procedure e aver implementato varie terapie, tutto catalogato in un Logbuch diverso per ogni specialità.

Così, gli ospedali fanno attenzione a formare bene i medici, altrimenti rischiano di perderli, poiché i colleghi possono decidere di andarsene. In Germania, c'è una maggiore flessibilità nelle specialità, ma ne parleremo più avanti.

Le cliniche hanno quindi un forte interesse a trattenere i medici anche dopo la specializzazione. Sei più "utile" per la clinica una volta che sei formato, conosci le procedure operative standard e le dinamiche interne, e potresti essere tu a formare nuovi colleghi.
Non hai quindi la stessa "bolla" della specializzazione che c'è in Italia; inizi dove vuoi e puoi restare nel tuo ospedale anche come specialista. Durante la specializzazione sei un medico a tutti gli effetti. Ci sono alcune procedure per cui è richiesta la presenza di uno specialista, come in anestesia per una RSI (un'intubazione rapida in caso di ileo intestinale), dove la legge prevede la presenza di uno specialista in sala.
Tuttavia, per tutte le altre emergenze, se sei capace, puoi agire senza dover avere qualcuno a controllarti. Il concetto è diverso in Germania. Voglio formare i giovani medici nella mia

clinica. Quando saranno capaci, questo contribuirà a ridurre il carico di lavoro, i turni che dovrò affrontare e il numero di pazienti da visitare.

Questa riduzione del carico di lavoro e l'assunzione di responsabilità da parte dei nuovi colleghi avviene in modo tangibile e già dopo pochi mesi.

C'è un periodo di affiancamento di circa tre mesi, in cui rimani insieme allo specialista, ma gradualmente inizi a prendere responsabilità per lavorare autonomamente. Tuttavia, ci sono sempre Oberarzt, aiuti primari o altri specialisti con ruoli di supervisione, quindi se hai un problema puoi rivolgerti a loro, oppure avrai momenti della giornata dedicati alla discussione dei tuoi pazienti.

I pazienti però sono tuoi, devi visitarli, impostare la terapia e scrivere la lettera di dimissione. Non è l'aiuto primario a farlo: tu sei il medico di reparto. Il tuo supervisore è lì per supportarti, non per toglierti responsabilità.

Questo poi é molto importante anche e soprattutto nelle specialità chirurgiche. Come chirurgo devi operare. Puoi chiamare lo specialista per essere seguito nelle parti piú delicate, ma il chirurgo sei tu.

E le tue ore di sala operatoria é importante che tu le faccia.

Le lezioni si tengono ogni settimana e sono aperte a tutti, non solo agli specializzandi. È bello anche per noi specialisti continuare a ricevere formazione gratuita dalla clinica.

Il nostro capo offriva anche la colazione a tutti durante le lezioni. Ora però è andato in pensione, chissà come sarà il prossimo primario.

In Germania, come medico in formazione, vieni valorizzato. Ti insegnano perché vogliono che tu sappia fare il tuo lavoro, ci sono sempre lezioni e devono garantire che tu possa completare il tuo Logbuch. Altrimenti, rischiano di perdere l'accreditamento come clinica di formazione presso l'ordine dei medici.

Il sistema non è perfetto, perché nulla lo è, ma funziona meglio rispetto a quello italiano. Sarebbe bello che anche in Italia potesse funzionare così.

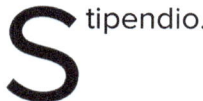 tipendio.

Differenze Stipendio ITA vs DE

Anno	Italia (€)	Germania (€)
1	€18,000	€36,400
2	€18,000	€38,400
3	€18,000	€40,400
4	€18,000	€42,400
5	€18,000	€44,400
Totale:	€90.000	€202.000 (+ € 112.000)

Il confronto è purtroppo a svantaggio dei medici italiani. Come specializzando in Anestesia a Padova, guadagnavo 1500 euro netti al mese, il che equivale a circa 3 euro l'ora.

Era il mio stipendio dopo sei anni di studio. In aggiunta, pagavo le tasse universitarie, ma non potevo versare la quota B dell'ENPAM per la pensione da medico; potevo solo contribuire con la quota A, che offre una copertura minima e insufficiente per la pensione di vecchiaia.

Così, come specializzando, perdevo anni di contributi pensionistici, iniziando a versare solo dopo i 30 anni, una situazione poco favorevole.

In Germania, invece, il guadagno è il doppio, se non di più. Ne ho parlato anche in modo approfondito in un video sul mio canale Youtube.

Come medico specializzando al primo anno, il reddito netto mensile è di quasi 3200 euro. Questo senza contare le guardie, la reperibilità e gli straordinari, che vengono pagati separatamente. Questo stipendio di 3200 euro aumenta ogni anno di circa 200 euro netti durante il percorso di specializzazione. Inoltre, inizi già a versare i tuoi contributi pensionistici.

Ricordo che 3200 euro è lo stipendio netto, mentre il lordo è significativamente più alto. Molti ospedali offrono anche una pensione integrativa e, in alcuni casi, ulteriori benefici economici, sebbene non elevati.

Questi sono chiamati "Vermogenswirksame Leistungen". È una parola lunga per indicare che se desideri investire in un conto di risparmio o in un ETF, l'ospedale ti supporta aumentando l'importo che investi.

Il costo della vita in Germania non è superiore a quello in Italia. Ci sono alcune città costose che, a mio avviso, sarebbe meglio evitare come specializzando. Ne ho parlato anche in alcuni video sul mio canale YouTube.

In generale, le spese sono simili, ma le entrate sono più del doppio.

Poiché un'immagine vale più di mille parole, ti invito a consultare questa tabella con i guadagni complessivi dei medici specializzandi in Italia e in Germania.

In Germania è importante considerare anche le guardie e la reperibilità, ma per semplificare il calcolo le ho escluse. Anche così, risulta evidente quanto sia vantaggioso specializzarsi in Germania rispetto all'Italia.

Oltre 100.000 euro di differenza non sono pochi! Questi risparmi che accumuli, prima o poi, vorrai investirli. In questo caso, è meglio farlo subito. Se investi anche solo 500 Euro al mese nell'S&P 500 per i 5 anni di specializzazione, ipotizzando un ritorno conservativo del 7% annuo, dopo la specializzazione avrai a disposizione altri 40.000 Euro (se non scoppia nel mentre una guerra a Taiwan/ nuova Pandemia/ Olocausto nucleare).

Potrai continuare a far crescere questo importo nei mercati. Se continui a investire i tuoi 500 Euro al mese, potresti arrivare a 50 anni con un capitale passivo di 700.000 Euro (sempre se non scoppiano altre crisi come quelle citate sopra).

Questo può essere il risultato della scelta di specializzarti in Germania invece che in Italia e di investire il 17% del tuo primo stipendio. Con il tempo, il tuo stipendio crescerà e la percentuale che investi diminuirà, mentre il tuo capitale continuerà ad aumentare.

Quindi, potresti trovarti a essere un medico in Germania con una situazione economica molto più favorevole, arrivando a 50 anni con un capitale supplementare di 700.000 Euro.

Questo vantaggio deriva dalla maggiore disponibilità economica che hai in Germania rispetto all'Italia e anche naturalmente da un minimo di educazione finanziaria.

Investimento 500 € al mese (17% Stip.)

Anno	Capitale investito ogni anno € 6000	Rendimento Annuo (%)	Saldo Fine Anno	Guadagno Totale	
5	€ 30.000	7%	€40,703	€10,703	
10	€ 60.000	7%	€107,778	€47,778	
15	€ 90.000	7%	€225,651	€135,651	
20	€ 120.000	7%	€403,265	€283,265	
25	€ 150.000	7%	€698.671	€548,671	

In sintesi, economicamente, non conviene lavorare come medico in Italia

Tempo.

Finalmente un confronto in cui l'Italia esce vincitrice. In Italia, il percorso di specializzazione dura mediamente 5 anni, con variazioni per alcune specialità.

Tuttavia, una volta entrato in specialità, sai che dopo 5 anni diventerai specialista e riceverai la tua pergamena.

In Germania, la situazione è diversa. Anche le specialità durano mediamente 5 anni, quindi, se lo desideri, puoi completare il percorso nello stesso tempo dell'Italia. Tuttavia, il sistema è molto più flessibile e questo consente, se non hai la fretta, che ritengo ingiustificata, di voler essere specialista entro una certa data, di utilizzare gli anni di specialità per esplorare percorsi diversi. Ad esempio, puoi dedicarti per 3 anni alla medicina interna e poi renderti conto che non vuoi diventare il nuovo dr. House, decidendo così di specializzarti in anestesia.

Come specializzando in anestesia, non ripartiresti da zero; infatti, i 2 anni di specialità già completati ti vengono riconosciuti e puoi ripartire dal terzo anno. Ci sono molti colleghi che cambiano specialità durante il percorso, un numero significativamente maggiore rispetto all'Italia.

Sebbene questo possa sembrare una perdita di tempo, è un vantaggio per il singolo medico. Se ottieni un posto come anestesista ma non sopporti l'ambiente della sala operatoria, hai la possibilità di cambiare. Non importa se hai già completato 2 anni, puoi comunque fare il cambio. Probabilmente non perdi nemmeno troppo tempo.

In Italia, invece, una volta che ti dimetti riparti da zero nella nuova specialità e devi anche attendere di partecipare a un nuovo concorso per cercare di ottenere un posto. Non è nemmeno garantito che tu possa ottenere ciò che desideri davvero.

Da specializzando in Germania puoi lavorare anche part-time, cosa impensabile in Italia. Così facendo, i tempi per diventare specialista si allungano automaticamente. Tuttavia, a volte è l'unica opzione, come nel nostro caso: io e mia moglie siamo entrambi medici e non abbiamo la famiglia di origine vicina.

Come potremmo prenderci cura dei nostri figli se non potessimo lavorare part-time? Ora ho una domanda per i colleghi con gli in Italia: come riuscite a lavorare in ospedale e contemporaneamente avere figli?

2.

CAPITOLO 2: PRIMI PASSI – PIANIFICAZIONE DEL TRASFERIMENTO

Se desideri trasferirti in Germania come medico, dovrai affrontare un po' di burocrazia e sostenere una piccola prova di lingua, la FSP, di cui discuteremo nel prossimo capitolo.

Qui ci concentreremo solo sulla parte burocratica che ogni medico italiano o europeo deve affrontare per lavorare in Germania. Ci sono alcune piccole differenze a seconda dell'ordine dei medici della regione in cui intendi lavorare, quindi ti consiglio di controllare sempre il sito dell'ordine per verificare se sono richiesti documenti aggiuntivi o se ne servono di meno.

In generale, i documenti che devi preparare sono tre. Il Good Standing o certificato di onorabilità professionale: rilasciato dal ministero della salute, attesta che sei un medico laureato in medicina e chirurgia e, cosa più importante, che non hai carichi pendenti in Italia.

In altre parole, non sei un criminale!

Il secondo documento è il tuo certificato di laurea, rilasciato dalla tua università italiana, che attesta che ti sei laureato presso un'università europea.

Il terzo e ultimo documento potrai richiederlo solo dopo esserti trasferito in Germania: è il Führungszeugnis, ovvero il certificato dei carichi pendenti in Germania, che attesta che anche qui non hai precedenti penali. Come richiedere questo documento nello specifico, lo vedremo più avanti.

A questi documenti di base che ti verranno sempre richiesti, sarebbe utile aggiungere. Naturalmente un tuo documento d'identità, come la carta d'identità o il passaporto. Inoltre, se disponibile, anche l'abilitazione italiana, che dimostra che un ordine europeo ha esaminato la tua pratica e ti ha autorizzato a lavorare come medico.

Quest'ultimo documento non è quasi mai necessario, ma può semplificare il processo di riconoscimento a seconda del funzionario con cui ti trovi.

Un altro documento che mi è stato richiesto, anche se non era inizialmente nell'elenco fornito del mio ordine dei medici in Germania, è l'elenco delle materie e degli esami sostenuti in Medicina in Italia. Ti consiglio di chiedere anche questo, ma non farlo tradurre subito, poiché sono circa 15 pagine e le traduzioni possono costare.

Infatti, tutti questi documenti italiani devono essere tradotti in tedesco da un traduttore ufficiale, iscritto all'albo dei traduttori in Germania, il quale, dopo aver completato la traduzione, apporrà il suo timbro e la firma su ogni singolo foglio

Quando ho tradotto i miei documenti, ho ricevuto assistenza da una traduttrice italiana che vive ad Aachen, Caterina Saccani. Puoi trovarla online.

Hai ottenuto i tuoi documenti italiani e li hai tradotti in tedesco. Adesso devi presentarli. Tuttavia, l'ordine dei medici non accetta fotocopie, solo originali, che ti consiglio di non inviare, a meno che la traduttrice non ti fornisca direttamente più copie dei documenti tradotti.

In alternativa, puoi presentare fotocopie autenticate. Questa è una prassi tipicamente tedesca: la fotocopia autenticata.

In pratica, fai una fotocopia, poi vai all'ufficio del comune. L'impiegato confronterà la tua fotocopia con l'originale e apporrà il timbro del comune, certificando che la fotocopia è conforme all'originale e non è stata alterata.

Dopo aver completato questa procedura, torna sul sito dell'ordine dei medici, scarica la domanda di riconoscimento dei tuoi titoli e inviala insieme a tutti questi documenti all'ordine o Ärztekammer della regione in cui desideri lavorare.

Non dimenticare il Führungszeugnis, che non dovrai inviare tu, ma verrà inviato direttamente all'ordine dopo che lo richiederai. Per richiedere questo certificato di carichi pendenti in Germania, devi risiedere in Germania, quindi è importante che il tuo padrone di casa ti rilasci il certificato di residenza, attestante che dal giorno X risiedi presso l'immobile Y.

Con questo certificato, puoi registrarti all'anagrafe dei residenti della tua città e fare l'ANMELDUNG. Se non l'hai ancora fatto, potrebbe essere un buon momento anche per iscriverti all'AIRE, l'anagrafe degli italiani residenti all'estero. Ne parleremo approfonditamente nell'ultimo capitolo di questa guida. Una volta effettuata l'ANMELDUNG, torna al comune o al quartiere e chiedi che venga inviato il tuo Führungszeugnis all'ordine dei medici.

Ricapitoliamo: Servono sempre tre documenti: due italiani e uno tedesco. I documenti italiani sono il good standing e il certificato di laurea italiano. Il documento tedesco è il Führungszeugnis, che fortunatamente viene rilasciato rapidamente dal comune; in massimo due settimane sarà inviato all'ordine dei medici.

A parte quest'ultimo documento, puoi già iniziare a preparare gli altri in Italia. Ti consiglio di farlo, poiché affrontare la burocrazia tedesca è già abbastanza faticoso e aggiungere anche quella italiana potrebbe allungare notevolmente i tempi.

Una volta esaminati i tuoi documenti, ti comunicheranno che per essere abilitato come medico in Germania e ricevere l'Approbation, dovrai sostenere la Fachsprachprüfung.

Niente di nuovo, lo sapevamo già dall'inizio. Questa sarà solo una prova di lingua, non verrà valutato il tuo know-how medico, ma solo la tua capacità di comunicare bene in tedesco e la tua conoscenza dei termini medici.

Ne parleremo in dettaglio in dettaglio nel prossimo capitolo

Link   ÄKNO: https://www.aekno.de/aerzte/ weiterbildung/antraege-und-

merkblaetter/checklisten-zur-auslandsanerkennung#EU

3.

CAPITOLO 3: FSP – LA PROVA DI LINGUA

Discuteremo qui dell'unica prova fondamentale per diventare medico in Germania: la Fachsprachprüfung, un esame di lingua necessario per esercitare la professione medica.

Questa prova è specifica e richiede un livello di competenza linguistica di almeno B2 per la grammatica e C1 per il vocabolario medico. È fondamentale avere una buona comprensione del linguaggio medico, anche se non è richiesta la piena fluenza di un madrelingua.

L'esame si compone di tre sezioni:

1. Anamnesi: interagirai con un attore che interpreta un paziente.
2. Epicrisi: dovrai scrivere una lettera o un riassunto del caso clinico.
3. Colloquio: parlerai con gli esaminatori. Farai un resoconto del caso clinico.

Il costo dell'esame è di circa €300, e puoi ripeterlo ogni tre mesi se necessario.

Durante l'anamnesi, dovrai porre domande al paziente e comprendere le sue necessità, mentre nella parte di scrittura è essenziale produrre un documento chiaro e ben strutturato. Nell'ultima parte, gli esaminatori valuteranno la tua capacità di comunicare e comprendere in situazioni simulate, quindi è importante mantenere la calma e comunicare in modo efficace.

Come già menzionato, l'esame si svolgerà presso l'ordine dei medici. Ci sono alcune piccole variazioni tra le diverse camere mediche, alcune delle quali richiedono una certificazione di livello B2 per l'iscrizione a questo esame.

Nella maggior parte dei casi, però, non viene richiesto un livello linguistico come prerequisito, perché l'esame sarà esso stesso la tua certificazione.

Alla fine del Capitolo ti lascerò il link per i libri che ho utilizzato per prepararmi e superare questo esame, che, devo dire, sono molto validi.

Il costo dell'esame è di circa 300 euro, questi fondi vengono anche utilizzati per pagare non solo gli esaminatori ma anche degli attori perché, per tornare alla struttura dell'esame:

Nella prima parte dovrei redigere una Anamnesi e arriverà da te in questa piccola stanzetta dove ti hanno preparato a fare la prova un attore e che impersonerà un paziente.

Il mio era anche interpretato davvero benissimo sembrava un un clochard che è appena arrivato in pronto soccorso e parlava anche un poco „sbiascicato" un po' con un accento polacco.

Scopo della prova é verificare le tue capacità di comunicazione con un possibile paziente, non devi visitarlo, non farai un esame obbiettivo, devi solo parlare con lui, capirlo e farti capire.

Ricordo è soltanto una prova di lingua, in parte parli di medicina quindi un po' il tuo sapere medico verrà allo scoperto, però non viene valutato quello che sai.

Può essere anche che stai sbagliando diagnosi completamente, però se stai parlando bene col paziente, se comunque lo capisci, hai un sospetto che si è rivelato poi infondato perché non hai potuto fare un esame obiettivo altri esami strumentali, è così non viene appunto valutato.

La prima cosa però a cui devi stare attento è il nome del paziente, nome e data di nascita, le generalità insomma. Devi chiedere al paziente come si chiama, quando è nato e in in caso di problemi, devi chiedere di farti fare lo spelling.

Il mio nome il mio paziente polacco avrei sicuramente sbagliato a scriverlo, se ne avessi chiesto „Come si scrive?", lui mi ha fatto lo spelling e poi é andato tutto bene.

Nella stanza non sei solo col paziente o attore simulato ma ci sarà anche un esaminatore, che non farà domande, ma che seguirà la tua anamnesi e poi scriverà una sua valutazione.

Dopo questi primi 10 -15 minuti di anamnesi ti interrompono e ti portano in un'altra stanza separata, qui dovrai scrivere la tua epicrisi e mettere nero su bianco il tuo sospetto diagnostico, scrivere un resoconto dettagliato del perché il paziente si é recato in ospedale, quali altri esami ritieni necessari, ecc.

Ti daranno anche un telefono, perché mentre tu stai scrivendo la tua epicrisi ti chiamerà un tecnico di laboratorio, farà parte della prova capire se riesci a comprendere ciò che ti viene detto al telefono e parlare farti capire, anche in questa situazione simulata.

Durante la mia telefonata mi è stato detto che la paziente Müller aveva una emoglobina di 4,5 g/dL. Come ho reagito a questa comunicazione? Inizialmente non devi fare niente, perché quello che sta parlando é soltanto un tecnico di laboratorio, non può agire. Quindi dici „Ok, grazie!" Ti noti quello che ti ha detto, e trasmetterai questa informazione per prima cosa, subito dopo nella terza parte del tuo esame.

Puoi anche chiedere se ci sono altri dati importanti che devi sapere, poi continua a scrivere la tua epicrisi, in tutto avrai anche qui circa 15 Minuti.

Nella epicrisi è importante avere uno schema e non tralasciare informazioni importanti, ricorda é un esame di lingua. Non devi scrivere un'anamnesi dettagliata, non devi scrivere un Poema, io ti consiglio di scrivere sempre questi punti:

1. scrivi perché il paziente si é recato n Ospedale.
2. quali sono i sintomi del paziente
3. qual è il tuo sospetto diagnostico
4. quali sono gli esami che vorresti

Un foglio formato A4 ben strutturato anche schematizzato va bene, non devi aggiungere necessariamente altro.

Importante qui è che tu scriva chiaro, se hai una pessima grafia come me, impegnati per scrivere pulito e ordinato. É importante che riescano a leggere bene quello che hai scritto, e che capiscano appunto che tu non sia un pericolo, che anche i colleghi possano facilmente capire cosa stai facendo.

Nella realtà dei fatti, la maggior parte delle lettere che si scrivono in ospedale, sono lettere che scriverai al computer, oppure in molte cliniche si usa il Diktiergerät, in pratica un microfono dove tu registri la lettera mentre stai parlando, poi questa registrazione va a essere consegnata a dei dattilografi, che trascriveranno la tua registrazione.

L'ultima parte della prova sarà un esame, ci saranno tre esaminatori, due faranno le domande e il terzo invece, come presidente della commissione, non fa domande ma redige solo il verbale.

 Questi esaminatori ti chiederanno inizialmente di parlare del caso clinico, spiegare a loro cosa é successo e quali sono i prossimi passi che intendi compiere.

Saranno come i tuoi OA della stazione e dovrai presentare il caso clinico, per avere la loro opinione. Quindi importante che tu sappia spiegare con calma e chiaramente, cosa hai fatto, cosa vuoi fare.

Continuando la conversazione può essere che ti venga chiesto quali sarebbero gli esami di laboratorio che vorresti fare, anche lì é sempre e solo una prova di lingua quindi viene valutato soltanto il sapere se tu conosci le parole, non devi assolutamente azzeccare l'esame di laboratorio giusto, ma devi mostrare che conosci il tedesco, le parole e il lavoro in ospedale non sarà un problema per te.

Non ti scordare della telefonata col laboratorio, trasmetti l'informazione che ti è stata data, è importante loro capiscano che tu non sarai un pericolo, che riesci a interpretare i dati e quello ti viene detto, capisci che 4,5 g/dL di emoglobina è troppo basso, che devi comunicare questa informazione velocemente e non devi tenertela per te.

Infine ti chiederanno un bel pò di Abkürzungen. Il tedesco si può considerare una lingua molto lunga, vi sono parole lunghissime, come per esempio Fachsprachprüfung (FSP), per semplicità i tedeschi usano molte abbreviazioni.
Questo avviene anche in medicina, nello specifico alla fine della prova ti verrà posta davanti una lista di abbreviazioni che dovrai identificare, oppure dovrai dire tu quale sarebbe l'abbreviazione corretta.
Per fare alcuni esempi, ti verranno chieste abbreviazioni come aHTN (arterielle Hypertonie), oppure ti possono chiedere: „Qual'è l'abbreviazione di malattie cardiovascolari?'`KHK.
A me hanno chiesto venti abbreviazioni una dopo l'altra Quindi era anche stressante perché non riuscire a fare un discorso e ti portavano subito alla nuova abbreviazione.
La mia prima impressione subito dopo questa prova, non sapendo ancora se l'avessi superata o meno, é stata: ok é stato bene farla, perché prima di sedermi per questo esame non avevo idea di come sarebbe stato davvero, avevo studiato si, ma é stato molto utile farla questa prova, per rendermi davvero conto dell'esame in sé, preparato davvero bene per capire se sei in grado di parlare in tedesco come

medico, se puoi lavorare in sicurezza, non solo per te, ma anche per i tuoi colleghi e pazienti.

L'atteggiamento con cui dovresti cominciare questa prova è secondo me, essere felice di avere questa occasione, essere grato dell'opportunità che stai avendo, anche grazie alla medicina, grazie allo studio che hai fatto in medicina poi andare ora lavorare in Germania, cambiare paese cambiare in qualche modo cambiare anche vita.

Questo essere grato ti permetterà anche di affrontare queste piccole difficoltà che si presenteranno come questa prova stessa con l'atteggiamento giusto, quindi si calmo grato per questa opportunità e andrà bene

4.
CAPITOLO 4: TROVARE LAVORO

In Germania non esiste un concorso per accedere alla specializzazione. Una volta diventato medico abilitato e iscritto all'ordine dei medici tedesco, puoi candidarti direttamente presso la clinica di tuo interesse per essere assunto come Assistenzarzt, che corrisponde al medico specializzando.

Abbiamo già discusso della burocrazia necessaria per abilitarti come medico in Germania. In questo capitolo, ti spiego come funziona il processo di selezione dei medici nel paese. Puoi iniziare la tua specializzazione in qualsiasi momento in Germania, non c'è una scadenza per candidarsi.

Da medico neolaureato, sei subito inserito nel mercato del lavoro. Cerca online l'indirizzo email e postale della clinica in cui desideri lavorare, scrivi una candidatura spontanea e inviala alla clinica.

A volte le cliniche pubblicano annunci di lavoro su giornali come L'Ärzteblatt o su LinkedIn, che è molto utilizzato in Germania. Se hai trovato l'annuncio lì, puoi menzionare che stai scrivendo in risposta a quell'annuncio.

Nella tua candidatura devono esserci due elementi: una lettera di presentazione e il tuo CV.

Nella lettera di presentazione dovrai spiegare chi sei e perché ti candidi per quel posto. Non deve essere troppo lunga; la sintesi è una qualità apprezzata. Direi al massimo una pagina A4 o anche meno.

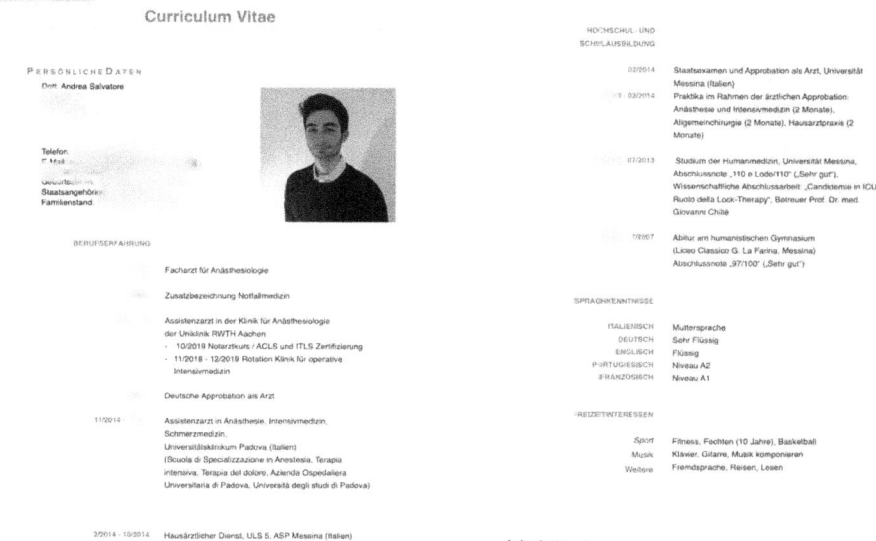

Poi il tuo CV vi presento una versione parzialmente oscurata del mio vecchio CV che utilizzai per candidarmi in Anestesia, insieme alla lettera di presentazione che avevo redatto per entrare come specializzando qui ad Aachen.

Come potete notare, il CV deve includere una foto. Esistono studi fotografici specializzati in foto professionali, ma non è assolutamente necessario. Io all'epoca avevo utilizzato una foto scattata con il mio telefono; essendo piccola e situata in un angolo, non viene notata più di tanto, è più che altro un requisito formale che viene richiesto.

Successivamente, elenca le informazioni più rilevanti in ordine cronologico, partendo dalle esperienze più recenti. Può essere la tua laurea in medicina o eventuali esperienze cliniche già maturate. Inserirei anche eventuali tirocini o "Praktikum" svolti durante la laurea nel reparto per cui ti candidi o in reparti affini.

Includi anche esperienze all'estero, come un programma Erasmus, se ne hai fatte. E naturalmente, il tuo livello di conoscenza delle lingue. Se hai già sostenuto l'esame per l'Approbation e sei abilitato come medico in Germania, fallo presente in alto, come primo punto.

All'epoca non ero ancora abilitato, ma stavo cercando un primo contatto con la clinica. Sono stati molto gentili a rispondermi comunque, anche se non potendo offrirmi un contratto poiché non ero ancora abilitato.

Nella lettera di presentazione, devi includere fondamentalmente tre elementi: Chi sei? Indica quando ti sei laureato, dove e, se pertinente, se hai ottenuto il massimo dei voti, menzionando punti salienti della tua carriera accademica e eventuali pubblicazioni.

Qualsiasi cosa che possa aiutarti a distinguerti dagli altri candidati. Devi spiegare perché desideri intraprendere quella specifica specializzazione, ad esempio anestesia, chiarendo le tue motivazioni per diventare anestesista. Specifica perché hai scelto quella clinica e quell'ospedale.

Frasi come „voglio lavorare per pagarmi le bollette", saranno pur vere, ma non suonano affatto bene.

In questo punto è fondamentale far sentire importanti i lettori; il tuo futuro capo deve percepire un reale interesse per la sua clinica, deve capire che tra tutti gli ospedali hai scelto il suo per un motivo specifico, non per caso.

Potresti averlo scelto per motivi casuali, oppure desideri vivere a Berlino e hai inviato il tuo CV a tutti gli ospedali della città. Però come detto prima, non é questo che ci si aspetta di leggere nella tua lettera di presentazione.

Come puoi scoprire cosa il capo della clinica desidera leggere? Visita il sito web dell'ospedale o della clinica e osserva di quali aspetti del loro lavoro si „vantano". Ad esempio, nel mio caso si parlava della telemedicina nelle urgenze e delle nuove linee guida per la gestione del sanguinamento perioperatorio, scritte proprio dal mio capo.

Ho integrato questi due punti, che erano di per sé interessanti, nella mia lettera di presentazione e ho spiegato

```
Monats-Brutto:          6979.74 €   netto bleiben:        4018.90 € (Steuerjahr 2024)

                                    ausführlicher Lohnsteuerrechner auf rechner24.info

Jahresbeträge¹                      steuerpflicht. Brutto: 34532.77 €
                                    Lohnsteuer:           -18524.00 € (Klasse I)
Grundgehalt:          83756.88 €    Solidaritätszuschlag: -   46.88 €

                                    sozialvers. Brutto:    37541.98 €
                                    Krankenversicherung:  - 4812.75 € (7.75%/7.75%) [PKV
                                    Pflegeversicherung:   - 1428.30 € (2.3%/1.7%)
                                    Rentenversicherung:   - 8141.40 €
                                    Arbeitslosenvers.:    - 1138.05 €
                                    Z-Vers. VBL:          - 1516.00 € (1.81%/5.49%) 🛈

                                    Abzüge gesamt:        -35607.38 € (Anteil: 42.5%)

Jahres-Brutto:        83756.88 €    netto bleiben:        48149.50 € (Steuerjahr 2024)

                                    ausführlicher Lohnsteuerrechner auf rechner24.info
```

¹: die Jahresbeträge beziehen sich auf die ausgewählte Tabelle TV-Ärzte VKA 2024 🛈

II	1	2	3	4	5	6
Grundgehalt:	6979.74 €	7564.95 €	8078.80 €	8378.57 €	8671.75 €	8963.74 €
Brutto gesamt:	6979.74 €	7564.95 €	8078.80 €	8378.57 €	8671.75 €	8963.74 €
Netto gesamt:	4012.47 €	4287.69 €	4537.39 €	4683.18 €	4825.36 €	4967.66 €

perché desideravo lavorare con loro.

```
Monats-Brutto:          8742.54 €   netto bleiben:        4867.12 € (Steuerjahr 2024)

                                    ausführlicher Lohnsteuerrechner auf rechner24.info

Jahresbeträge¹                      steuerpflicht. Brutto: 106847.71 €
                                    Lohnsteuer:            -27706.00 € (Klasse I)
Grundgehalt:         104910.48 €    Solidaritätszuschlag: - 1139.54 €

                                    sozialvers. Brutto:    109856.92 €
                                    Krankenversicherung:  - 4812.75 € (7.75%/7.75%) [PKV
                                    Pflegeversicherung:   - 1428.30 € (2.3%/1.7%)
                                    Rentenversicherung:   - 8425.80 €
                                    Arbeitslosenvers.:    - 1177.80 €
                                    Z-Vers. VBL:          - 1898.88 € (1.81%/5.49%) 🛈

                                    Abzüge gesamt:        -46589.07 € (Anteil: 44.4%)

Jahres-Brutto:       104910.48 €    netto bleiben:        58321.41 € (Steuerjahr 2024)

                                    ausführlicher Lohnsteuerrechner auf rechner24.info
```

¹: die Jahresbeträge beziehen sich auf die ausgewählte Tabelle TV-Ärzte VKA 2024 🛈

III	1	2	3
Grundgehalt:	8742.54 €	9256.37 €	9991.49 €
Brutto gesamt:	8742.54 €	9256.37 €	9991.49 €
Netto gesamt:	4860.12 €	5109.80 €	5470.59 €

Naturalmente i capi non sono sprovveduti; capiscono che probabilmente sei interessato a entrare in specialità e iniziare la tua formazione, e che la gestione del sanguinamento perioperatorio non è il vero „motivo" che ti spinge a presentarti. Tuttavia, dimostri così di esserti informato e di aver investito del tempo sulla loro clinica, e magari loro ricambiano investendo almeno un po' di tempo su di te, invitandoti a un colloquio.

I colloqui sono solitamente molto sereni. La domanda di medici è alta, quindi non è difficile trovare un posto. È principalmente un'opportunità per conoscervi meglio. Tieni presente che nei primi sei mesi sarai in prova.
Sia tu che l'ospedale potete interrompere il contratto praticamente senza preavviso (con solo due settimane di preavviso).

Ti suggerisco di preparare alcune domande, come: „quando sarebbe disponibile un posto per te, subito o tra sei mesi?" Oppure se è possibile fare una Hospitation, ovvero trascorrere un paio di giorni come "ospite" della clinica. In questo caso, non svolgi attività lavorative, ma partecipi alle riunioni e parli con i colleghi.
Approfitta per conversare con tutti gli specializzandi e chiedere come si trovino, osserva com'è l'ambiente di lavoro e se il rapporto con gli Oberarzt è rilassato oppure se ci sono segni di stress o burnout.
Naturalmente, questi giorni di Hospitation non sono retribuiti, ma è meglio investire qualche giorno per conoscere la clinica, piuttosto che firmare un contratto e poi voler scappare dopo due mesi. Puoi anche chiedere se, in caso la clinica fosse piccola e non universitaria, sia possibile completare tutta la specializzazione lì o se sono previste rotazioni in altri ospedali o in Terapia Intensiva, per esempio. Informati su come è organizzata la formazione degli specializzandi, se esiste un piano strutturato n dal primo giorno, e se ci sono Tutor o OA di riferimento per ogni specializzando.
Queste domande ti aiuteranno a farti un'idea della clinica e, allo stesso tempo, a apparire interessato ma non disperato di lavorare con loro.

Alla fine, dovrete conoscervi a vicenda. Alla conclusione del colloquio, chiedi se e quando ci sarà un seguito. Fai in modo di avere una scadenza, per non restare in attesa per settimane. Se tutto procede bene, dopo un paio di colloqui e forse una Hospitation, puoi esprimere chiaramente il tuo interesse a lavorare con loro, oppure potrebbero essere loro a farti la proposta e potrete concordare la firma di un contratto. Anche riguardo alla firma del contratto, puoi richiedere che sia per un paio di anni o per tutta la durata della specializzazione.

Per quanto riguarda lo stipendio da specializzando, è praticamente standard e uguale per tutti. All'inizio si tratta di poco più di 3000 euro al mese netti, più guardie e straordinari. Ne parleremo meglio nel prossimo capitolo.

5.
CAPITOLO 5: LO STIPENDIO DA MEDICO IN GERMANIA

3000€ netti al mese. Questo è lo stipendio di un medico specializzando, o Assistenzarzt, al primo anno, a partire dal primo giorno di lavoro, qui in Germania.

È una cifra incredibilmente superiore rispetto ai 1500€ che guadagnavo come specializzando a Padova. Inoltre, è uno stipendio mensile che aumenta ulteriormente ogni anno!

Se cerchi online, sia in italiano che in inglese, informazioni su quanto guadagnano i medici in Germania e se economicamente convenga trasferirsi dall'Italia, troverai poche informazioni chiare e affidabili. Spesso incontri risposte del tipo "dipende", ma nessuno fornisce cifre precise.

Il mio obiettivo oggi è colmare questa mancanza con dati e informazioni ufficiali. Ti condivido anche il sito ufficiale (in tedesco),

https://oeffentlicher-dienst.info/aerzte/kommunal/

dove vengono pubblicati i dati sui guadagni dei medici e di molti altri dipendenti del settore pubblico, come infermieri, pompieri, psicologi, ecc.

In Germania anche le specializzazioni di altri professionisti della sanità, non solo dei medici ma anche di psicologi, farmacisti e biologi, sono retribuite. Spesso anche con stipendi pari o superiori a quelli dei medici. Invece in Italia, uno psicologo o un farmacista che desidera specializzarsi non solo non viene pagato per il lavoro svolto, ma deve anche sostenere le tasse universitarie.

Cliccando sul link che ti ho lasciato, aprirai il sito ufficiale, in cui vengono riportate le tariffe e gli stipendi di riferimento, concordati per molti contratti nazionali, tra cui quelli dei medici.

Queste tariffe sono pubbliche e identiche per ogni ospedale in Germania, poiché gli stipendi dei medici si basano su contratti nazionali, o meglio, federali. Pertanto, riceverai lo stesso stipendio sia che tu lavori come specializzando all'uniklinik di Monaco che in quello di Aachen. L'unica differenza sarà il costo della vita.

Esistono tre tipologie di contratti per i medici.:
1. Contratto da medico in ospedale universitario (Uniklinik).
2. Contratto per tutti gli altri ospedali pubblici non universitari (comunali/regionali).
3. Contratti per gli ospedali privati, dove ogni clinica può stabilire le proprie regole, ma si basa di solito sulle retribuzioni degli ospedali pubblici o comunali.

Ti mostrerò ora le informazioni che puoi ricavare dal questo sito, per farti un'idea precisa dello stipendio da medico in Germania.

Sul mio canale Youtube ho trattato l'argomento con un video dettagliato, che magari si presta meglio a questa funzione di tutorial, ti lascio qui il link:

Iniziamo a esaminare quanto guadagna un medico in specializzazione al primo anno, lavorando a tempo pieno in un ospedale comunale (anche se è possibile lavorare part-time).

Di seguito, troverai la busta paga mensile netta, escludendo guardie e straordinari, che vengono compensati separatamente. Successivamente, troverai gli incrementi salariali annuali fino al sesto anno di specializzazione; dopo di che, lo stipendio rimane invariato fino al conseguimento del titolo di specialista.

Se sei già specialista e vuoi conoscere le tue potenzialità di guadagno in Germania, possiamo modi care i parametri iniziali. Possiamo anche considerare quanto guadagneresti lavorando part-time, per esempio, se desideri avere sempre il venerdì libero.

Se hai ambizioni di carriera, possiamo anche veri care gli stipendi degli Oberarzt e dei Chefarzt, rispettivamente aiuto primario e primario.

Se sei sposato, puoi calcolare quale regime scale sia più vantaggioso per la coppia, soprattutto se uno dei coniugi guadagna significativamente di più. Questo è utile anche in situazioni comuni, come quando uno dei due cambia lavoro e in quell'anno si prevede di guadagnare di più, permettendo di scegliere un regime fiscale che riduca l'impatto delle tasse e lasci più fondi nel conto familiare.

Ricorda che queste cifre non includono compensi per guardie e reperibilità, che possono far lievitare notevolmente lo stipendio.

Ritengo sia importante discutere i guadagni dei medici in Germania per due motivi: Primo, può essere utile per te, collega che stai considerando di lasciare l'Italia, per avere un'idea realistica di cosa ti attende.
Secondo, può rivelarsi utile per la comunità dei medici italiani. Si sente spesso dire che all'estero si guadagna di più, ma in che misura? Quanto dovrebbe aumentare lo stipendio dei medici in Italia per essere anche solo minimamente competitivi?

6.

CAPITOLO 6: OSPEDALI IN GERMANIA

In Germania, come abbiamo visto, puoi lavorare come medico, anche in specializzazione, in qualsiasi ospedale. Tuttavia, ci sono differenze significative tra un ospedale e l'altro.

Non tutti gli ospedali sono statali; alcuni sono comunali, mentre altri appartengono a grandi gruppi privati che gestiscono decine di strutture, oppure sono di proprietà della chiesa, prevalentemente cattolica o evangelica. Queste differenze sono importanti da conoscere, poiché influenzano non solo lo stipendio ma anche la possibilità di lavorare in determinate strutture.

Gli ospedali possono essere suddivisi in tre categorie:

1. Ospedali statali o dei Bundesland, come ad esempio il Nordrhein-Westfalen, dove vivo io, e il mio Uniklinik Aachen. Un altro Bundesland è la Baviera, con Monaco. Di norma, sono tutti ospedali universitari, dove lo stato decide di investire nella costruzione di strutture, finanziate con le tasse statali e, in alcuni casi, con contributi delle tasse federali.

Lo stato investe inizialmente, ma successivamente la struttura viene mantenuta principalmente con i proventi delle assicurazioni sanitarie, derivanti dalla cura dei pazienti. In caso di gravi deficit di bilancio, come avvenuto durante la pandemia da COVID-19, lo stato può decidere di coprire le perdite.

2. Ospedali comunali: in questo caso, è il comune a

finanziare la costruzione di un ospedale, utilizzando le tasse comunali, per vari motivi. Molti di questi ospedali hanno anche una storia significativa. Inoltre, come investimento, si mira a generare "profitto" nel settore sanitario per le finanze comunali, oppure a garantire servizi migliori e più ampi ai propri cittadini.

3. Ospedali privati: in questa categoria rientrano tutti gli attori, dai grandi gruppi come le HELIOS Klinik, che è un consorzio con circa un centinaic di ospedali, alcuni dei quali molto grandi e in concorrenza con i polic inici universitari.

Oppure ci sono anche gli ospedali di proprietà di altre istituzioni, come le chiese. Qui, le chiese gestiscono attività commerciali, ma anche ospedali, asili nido e scuole.
Alla fine, tutto è finanziato tramite le assicurazioni sanitarie di cui abbiamo già parlato nel primo capitolo.
Tuttavia, il finanziamento iniziale è totalmente privato e l'ospedale è fondamentalmente una struttura privata. Una pratica comune negli ospedali di proprietà delle chiese è veri care se il medico che desidera lavorare lì sia cattolico, evangelico, ateo o di un'altra confessione. In Italia, ciò sarebbe inaccettabile, poiché esiste il principio della laicità dello Stato.
Negli ospedali di proprietà della chiesa in Germania, possono anche rifiutarsi di assumere medici di un'altra confessione. Inoltre, possono inserire nel contratto cose come: "se divori da tuo marito o moglie, verrai licenziato senza preavviso." Non tutti gli ospedali sono così, ma se ti candidi per lavorare in un ospedale di proprietà della chiesa, assicurati di leggere attentamente il tuo contratto e controlla se ci sono clausole di questo tipo.

STIPENDIO: Ne abbiamo già discusso nel capitolo precedente, ma è importante ripetere che ci sono differenze salariali a seconda dell'ospedale in cui si lavora. Per chiarezza, sto presentando il salario di un medico specializzando al primo giorno, senza esperienza e senza ulteriori quali che. È evidente che lo stipendio aumenta nel tempo.

A questo stipendio si aggiungono **le guardie**, che sono retribuite meglio rispetto all'Italia. Le guardie sono retribuite in modo più favorevole negli ospedali comunali rispetto a quelli universitari, poiché nella maggior parte dei casi non si svolgono "Bereitschafts-Dienste", ma veri e propri "dienste".

La differenza sta nel fatto che durante il Dienst, tutto il tempo trascorso in ospedale è considerato tempo lavorativo. Nei "Bereitschafts-Dienste" viene considerata solo una percentuale di quel tempo come ore lavorate, per esempio durante le guardie notturne o nei fine settimana.

Gli ospedali calcolano che una certa percentuale di ore potrebbe essere dedicata al riposo nella propria stanza. Questo è spesso irrealistico, poiché si lavora quasi sempre tutte le notti. Tuttavia, è un metodo che gli ospedali hanno adottato per risparmiare sui costi dei medici.

Perché lavorare negli ospedali universitari se lo stipendio è inferiore? A mio avviso, parlando soprattutto della specializzazione in anestesia, nelle cliniche universitarie si ha l'opportunità di vedere e fare praticamente di tutto; non manca alcun reparto o tipo di chirurgia. Inoltre, ci sono spesso i casi più interessanti, il team è ampio e, in caso di necessità, è facile coprire le guardie e ricevere aiuto rapidamente.

Quando invece sei già specialista, è stimolante variare ogni giorno, evitando di ripetere le stesse anestesie per mesi. Riguardo allo stipendio, sembra che gli ospedali universitari offrano salari più elevati, ma considerando le guardie, in un ospedale comunale potresti guadagnare di più. E gli altri ospedali? In genere seguono le tariffe degli ospedali comunali, ma non esiste una legge che stabilisca quanto deve guadagnare un medico. Poiché non ci sono contratti nazionali di riferimento per le cliniche private, potresti anche guadagnare di più. Dipende dalla domanda e dall'offerta. Hanno bisogno di medici? Hanno necessità di specialisti?

Puoi negoziare il compenso in modo da ottenere almeno uno o due livelli o scatti di carriera in più rispetto a quanto avresti in un ospedale comunale con le stesse qualifiche.

7.

CAPITOLO 7: LA VITA IN GERMANIA

Come si vive in Germania? In questo capitolo cercherò di fornirvi una risposta personale e soggettiva a questa domanda.

Negli ultimi sette anni, la mia vita ha subito notevoli cambiamenti: ho completato la mia formazione qui in Germania, specializzandomi in Anestesia e Medicina d'urgenza. Mi sono sposato e ho avuto la fortuna di diventare padre di una splendida bambina nel 2020 e di un altrettanto magnifico bambino nel novembre scorso (2023). In sintesi, mi sono integrato in questo paese e spero che la mia esperienza "sul campo" possa esserti utile se stai pensando di trasferirti in Germania.

Come si vive in Germania? È una domanda complessa a cui non è facile rispondere in modo imparziale, poiché ci sono molti fattori da prendere in considerazione, ognuno dei quali può avere un significato diverso per ciascuna persona.

Consideriamo due scenari: tu che leggi questa guida, probabilmente stai pensando alla Germania:

1) Come parte di un programma Erasmus+ o per completare la tua formazione con una specializzazione nel campo medico.

2) Sei già un professionista, magari hai una famiglia, oppure sei solo ma i tuoi interessi non sono più quelli di un venticinquenne.

Partiamo dal primo caso. La vita da studente o neo specializzando in Germania. I ragazzi in Germania godono di una maggiore autonomia, e lo fanno molto prima rispetto all'Italia. Non si tratta affatto della retorica del bamboccione, qui già a 18 anni hai più opportunità di diventare indipendente. Lo stato investe notevolmente nell'istruzione superiore in due modi:

- non ci sono tasse universitarie, quindi studiare è sostanzialmente gratuito per tutti, senza distinzione di reddito. Inoltre, essendo giovani e in movimento, si ha accesso a un abbonamento a costi irrisori (attualmente credo sia circa 50 euro per semestre) per utilizzare tutti i mezzi pubblici, inclusi autobus, tram, metropolitane e anche treni, non solo della propria città ma di tutta la regione in cui si vive. È molto pratico, per esempio, se vuoi tornare a casa a trovare la tua famiglia.
- Esistono anche borse di studio, pensate per supportare gli studenti durante il loro percorso di studi. Queste borse sono destinate a chi non può sostenere tutte le spese di mantenimento lontano da casa, come affitto e cibo. Lo stato interviene offrendo borse, che sono assegnate in base al reddito, fino a un certo limite (50k).

Ti lascio il link del BAföG, un programma del ministero dell'istruzione, nel caso ti possa interessare:

https://www.xn--bafg-7qa.de/bafoeg/de/home/home_node.html

La metà di questi soldi dovrà essere restituita una volta laureati come prestito senza interessi, mentre l'altra metà è considerata una donazione dello stato. Quindi, a 18 anni, i ragazzi lasciano casa e diventano autonomi, iniziando a vivere la loro vita. Sono forse più disinibiti? In alcuni aspetti forse più responsabili? I soldi sono quelli e devono farli bastare fino a fine mese.

In generale c'è molto movimento; le persone si trasferiscono in altre città lontano da casa di frequente. Gli studenti che vanno in vacanza o partecipano ad attività universitarie sono una consuetudine. Gli studenti tendono a vivere nel campus o nelle strutture universitarie perché, in sostanza, non devono pagare quasi nulla e possono mangiare in mensa, studiare nelle aule studio, allenarsi nelle palestre universitarie e partecipare a corsi sportivi riservati a loro.

Qui ad Aachen c'è persino una pensione sul lago vicino al Ruhrsee, dove gli studenti possono trascorrere le vacanze e praticare sport acquatici a costi molto ridotti.

Gli studenti universitari tendono quindi a socializzare in questi luoghi, ma anche nei bar e nelle discoteche vicine al campus o alle strutture universitarie, in particolari quartieri. Se ti interessa vivere un po' questa vita da studente, ti conviene informarti in anticipo sulla città che scegli, perché se il tuo quartiere non è frequentato da studenti sarà completamente diverso, magari ci saranno solo famiglie con bambini piccoli o anziani che guidano i loro SUV e non si preoccupano degli studenti in bicicletta.

Non si fa appuntamento in piazza per poi andare da qualche parte; qui la maggior parte delle feste si svolge a casa. Ognuno porta qualcosa da mangiare o da bere e ci si ritrova a casa di qualcuno, ed è un bel modo per conoscere persone nuove. La musica non è nemmeno così forte, quindi si può chiacchierare. Tuttavia, manca un po' di spontaneità nel dire "ci vediamo stasera". Di solito ci si organizza con almeno una settimana di anticipo. Puoi provare a organizzare un WG-Party in due giorni, ma le persone hanno bisogno di tempo per prepararsi... sono differenze culturali.

La maggior parte delle persone qui, a parte mia moglie, è anche piuttosto puntuale, quindi se dici "ci vediamo alle 18", alle 18 ti arrivano sotto casa.

Perché si fanno tutte queste feste in casa invece di incontrarsi nei locali? La questione economica conta, i tedeschi sono pratici: perché spendere 10 euro per un cocktail al bar quando posso prepararmene 10 con una spesa minima al supermercato? Credo anche che il clima influisca; in inverno non puoi sederti all'aperto, fa effettivamente freddo e piove molto, e la pioggia è il problema principale, quindi incontrarsi al coperto è comodo.

Quando vai a uno di questi WG-Party, ricordati di indossare calze pulite e di lavarti i piedi prima. In Germania non si entra in casa con le scarpe, tutti si tolgono le scarpe all'ingresso per non sporcare.

Quindi fai attenzione a non avere un calzino bucato.

Specializzando, se non hai 18 anni e ti trovi in Germania per la specializzazione, la situazione sarà un po' diversa. Non potrai sempre partecipare a feste, perché il giorno dopo dovrai lavorare, e anche i tuoi colleghi in media saranno meno festaioli; potrebbero essere anche più grandi e magari già con figli. Questo non significa che la tua vita sociale si riduca durante la specializzazione in Germania. Tuttavia, ci sono alcune differenze rispetto all'Italia.

In Italia, dopo l'introduzione del test nazionale, ogni anno entrano molti medici in specialità, e la maggior parte si trasferisce da altre città. Questo è ciò che è successo a me quando sono entrato in anestesia a Padova; quasi tutti i miei colleghi venivano da fuori come me, nessuno conosceva nessuno e tutti erano pronti a fare nuove amicizie. È un ottimo punto di partenza se sei solo in una nuova città.

In Germania non è così. La specializzazione inizia quando si vuole, e molti rimangono nella città dove hanno studiato. Tu, venendo da fuori, all'inizio non avrai una cerchia di amicizie, e ci vorrà del tempo per costruirne una. Semplicemente, la gente non ti conosce e dovrai investire tempo ed energie per avere un tuo gruppo di amici. Il momento migliore per socializzare è anche in Germania durante la bella stagione, o la "grill-season".

Questo perché anche i Tedeschi sono molto meteoropatici; non appena smette di piovere ed esce il sole, tutti escono nei parchi e iniziano a grigliare. In una giornata di sole, è praticamente impossibile passeggiare senza sentire l'odore di un grill acceso.

La bella stagione aiuta anche a stare all'aperto; ai Tedeschi piace passare del tempo nella natura, fare escursioni, "wandern", ed è praticamente parte della cultura tedesca. Cercano di uscire almeno una volta al giorno per una passeggiata o una corsetta nel boschetto dietro casa. La Germania è anche molto verde; piove spesso, ma è oggettivamente bello e salutare avere questa predisposizione collettiva a stare a contatto con la natura.

Specialista: Se sei più grande e hai figli piccoli, è naturale che tu possa essere meno interessato a uscire e più concentrato sulla famiglia. Anch'io ho ridotto i contatti con gli amici tedeschi, non perché non mi interessi, ma per mancanza di tempo ed energie. Se i bambini devono andare a letto alle 19, come possiamo incontrarci per cena?

Nella mia esperienza, per fortuna, le persone sono molto comprensive. In Germania, c'è una maggiore consapevolezza riguardo ai genitori che non possono uscire per mettere i figli a letto; in generale, non te ne fanno una colpa e i rapporti non si interrompono, sono solo in pausa, in attesa della bella stagione. KiTa: se vivi in Germania, hai diritto a un posto all'asilo a partire dal primo anno di età di tuo figlio/a, ma nella pratica è molto diverso. I posti sono insufficienti e ottenerne uno è una questione di fortuna. In generale, avere figli in Germania è complicato. Per fortuna, si può lavorare part-time anche come medico, ed è più o meno l'unica possibilità per me e per molti colleghi che vorrebbero lavorare di più ma devono occuparsi della famiglia. L'unica alternativa sarebbe trasferirsi vicino alla famiglia di origine, se i nonni sono in pensione, in salute e disposti ad aiutare con i bambini, ma queste sono eccezioni. La situazione in Germania è un po' migliore rispetto all'Italia, ma in sostanza siamo lì.

Gli asili privati esistono, ma costano un'intera busta paga da medico, quindi bisogna essere almeno a livello Oberarzt per permetterseli; altrimenti, è meglio rimanere a casa con il proprio figlio, piuttosto che mandarlo in un asilo privato.

È facile trovare lavoro? A mio avviso, qui il sistema è molto più efficiente rispetto all'Italia. Non esiste una netta distinzione tra pubblico e privato; ci sono differenze tra gli ospedali in Germania, ne abbiamo parlato prima. Fondamentalmente, non ci sono concorsi e non hai limiti nella mobilità. Puoi scegliere la città in cui desideri vivere e poi inviare CV e candidature spontanee alle cliniche che ti interessano.

Qui si utilizza molto anche LinkedIn, quindi assicurati di tenere aggiornato il tuo profilo. Una volta specialista, riceverai offerte dalle cliniche anche attraverso questo canale, senza dover fare nulla. Il mercato del lavoro, anche nel settore medico, è più ampio e con meno vincoli rispetto all'Italia. Le cliniche devono funzionare e per farlo hanno bisogno di medici. Ci saranno anche qui raccomandazioni e networking, come in Italia, ma credo che siano meno diffuse e quasi trascurabili.

Tuttavia, il lavoro in ospedale non si concilia facilmente con la vita familiare. Anche in Germania, questi lavori non si adattano a un modello familiare moderno, in cui entrambi i genitori lavorano e condividono la cura dei gli. Se l'asilo apre alle 8 e io devo essere in ospedale alle 7:30, chi porta mia glia? Ci sono cliniche o specializzazioni, come medicina generale e psichiatria, dove hai un po' più ci flessibilità, poiché lavori in ambulatorio e gli orari sono meno rigidi. Ma se lavori strettamente in ospedale, come nel mio caso, avrai difficoltà a conciliare famiglia e carriera, anche in Germania.

Ci sarà un cambiamento, probabilmente, ma arriverà con un ritardo di una generazione, quando i medici della mia età non accetteranno più questa mancanza di flessibilità e di straordinari non programmati. In pratica, credo che attualmente per lavorare al 100% in ospedale bisogna essere giovani e senza famiglia, oppure avere una moglie che rimane a casa al 100% o lavora part-time in modo molto limitato, con una divisione dei ruoli completamente anacronistica.

In sostanza, se hai figli, dimentica di poter lavorare al 100% in ospedale! Cosa puoi fare? Puoi cambiare lavoro, lavorare in ambulatorio e scegliere un'altra specializzazione, come la terapia del dolore come sotto-specialità di anestesia.

Le città: Le città tedesche sono generalmente meno affascinanti rispetto a quelle italiane. Questo non significa che siano brutte; ci sono anche città poco attraenti.

Tuttavia, molte città tedesche sono state distrutte durante o alla fine della Seconda Guerra Mondiale. Dopo la guerra, c'era scarsità di fondi e abitazioni, quindi sono stati costruiti molti edifici funzionali, facili da realizzare ed economici. Questo stile architettonico non ha resistito bene alla prova del tempo.

Ci sono strade e quartieri con splendide case storiche, ma spesso si trovano anche cubi costruiti per riempire rapidamente degli spazi vuoti. Le città italiane, invece, sono generalmente più belle dal punto di vista architettonico, e anche durante l'inverno sono più animate, con persone che si incontrano per strada, si danno appuntamento al duomo o in piazza. Le città tedesche, a mio avviso, sono più verdi e offrono servizi diversi nei vari quartieri, adattati ai residenti. Ad esempio, ci sono bar e discoteche nel centro e numerosi parchi, aree giochi comunali e supermercati in periferia, dove vivono più famiglie.

In Germania, in sintesi, si può vivere bene. Ci sono città piacevoli in cui stabilirsi, un buon rapporto con la natura e una buona integrazione nella società, sia dal punto di vista lavorativo che affettivo. Inoltre, gli stipendi sono più alti e, considerando un costo della vita simile a quello italiano, si ha la possibilità di costruirsi una famiglia e risparmiare per il futuro, per investire, ecc. Questo dipende sempre dal proprio stile di vita; se per te essere specialista in Germania significa possedere una Porsche e una villa da un milione di euro, difficilmente rimarrà molto nel tuo conto in banca. Tuttavia, stipendi più elevati rispetto a un costo della vita paragonabile a quello italiano aiutano a vivere bene in Germania.

In generale, per avere successo in Germania, indipendentemente dal lavoro che desideri fare, ho due consigli da darti:
    1) Non puoi pensare di vivere all'estero come vivevi in Italia.
    2) Se vuoi andare lontano, non devi risparmiare energie per tornare indietro.

Vivere in un altro paese richiede di adattarsi a usanze, culture e persino a cibo e abitudini diverse; tutto ha delle sfumature diverse. Parlo solo di sfumature perché, oggettivamente, nel 2024, in Europa o nel mondo occidentale (e non solo), le persone sono molto simili.
Tutti desideriamo le stesse cose, abbiamo accesso alle stesse tecnologie, siamo interconnessi e condividiamo abitudini simili, o quasi. Tuttavia, ci sono differenze. Anche se a volte mi lamento dei tedeschi che mangiano la pizza con l'ananas o gli spaghetti EIS, non do davvero peso a queste cose.
Se non conosci questo strano abbinamento del doppio stereotipo dello spaghetti Eis, in pratica è un dessert molto kitsch, gelato al limone o cioccolato bianco pressato in modo da sembrare spaghetti, con sopra un po' di gelato di fragola, proprio come una salsa di pomodoro. Così hai la strana fusione di due stereotipi italiani: pasta e gelato.

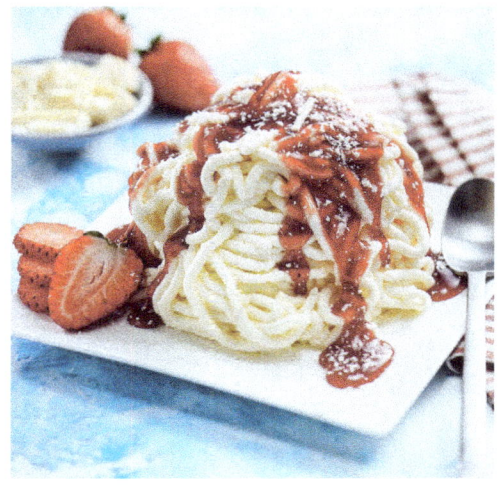

Fino ad ora mi sono categoricamente rifiutato di provarlo, così come la pizza all'ananas. Quando sono arrivato in Germania, mi aspettavo che tutto fosse molto diverso e che avrei dovuto adattarmi a clima, cibo e cultura.

Non ho lesinato energie in questo percorso, ho deciso che questa era la strada da seguire e, una volta acquisita una buona padronanza della lingua, ho tolto il paracadute: ho rinunciato a una borsa di specialità in Italia e mi sono concentrato su questa strada. Mi sono impegnato per far funzionare le cose, per integrarmi nella clinica, per crescere, per fare ciò che i miei colleghi fanno, senza avere l'attenuante della lingua o di venire da un altro paese, no, dovevo fare esattamente le stesse cose.

Questa frase: "Se vuoi andare lontano, non devi risparmiare energie per tornare indietro." Non è mia, ma è di uno dei miei film preferiti da ragazzo, Gattaca. Forse non lo conosci, il protagonista voleva diventare astronauta in un mondo dove la discriminazione genetica glielo impediva.

Spoiler: ci riuscì dedicando tutto se stesso all'impresa. Vivere in Germania non è affatto un'impresa così difficile

8.

CAPITOLO 8: ORARI DI LAVORO

Gli orari di lavoro di un medico ospedaliero in Germania. Per illustrarti gli orari di lavoro che ti aspetteranno in Germania, ho deciso di condividere in questo capitolo la mia giornata tipo come medico anestesista all'uniklink di Aachen.

La giornata classica di un medico ospedaliero inizia alle 07:30 e termina intorno alle 16:00. Di recente, le ore lavorative settimanali sono state ridotte contrattualmente da 42 a 40 ore negli ospedali universitari, mentre negli ospedali comunali si lavorava già solo 40 ore settimanali.

Quindi, se non ho turni pomeridiani o guardie notturne, la mia giornata inizia alle 07:30. Iniziamo tutti insieme in una grande sala per il debriefing della notte. Chi ha fatto la guardia fornisce un rapido resoconto dei casi trattati, eventuali problemi sorti e complicazioni.

Cerchiamo di mantenere una cultura positiva riguardo agli errori, accettando che una complicanza, se condivisa, rappresenta un'opportunità di crescita per tutti. Pertanto, se hai commesso un errore il giorno prima o si è verificata una complicanza che può arricchire il gruppo, il capo insiste affinché venga discussa durante il debriefing mattutino.

Dopodiché, ci dirigiamo in sala operatoria. Il piano di lavoro è già stato pubblicato sul nostro intranet il giorno prima, quindi so già dove andare, quali saranno i miei pazienti e ho già avuto modo di prepararmi in anticipo all'anestesia che intendo somministrare. Ho esaminato la loro visita pre-anestesiologica, i risultati degli esami di laboratorio e tutti gli accertamenti precedenti, quindi sono pronto e posso iniziare subito.

Naturalmente, devo sempre porre un paio di domande: devo controllare la presenza del consenso informato, l'identità del paziente, e verificare se anche il chirurgo ha fatto firmare il consenso informato per l'operazione.

In media, essendo già preparato, non si perde molto tempo e gli interventi iniziano per le 08:00.

Questo riguarda i pazienti adulti, possiamo considerare standard. Se hai bisogno di fare qualcosa di più particolare, come per esempio le anestesie pediatriche, per non far attendere troppo a digiuno i piccoli pazienti, gli interventi iniziano subito alle 07:30. In questo caso, puoi saltare il debriefing mattutino e andare direttamente in sala.

Sia che tu sia un medico specializzando o una specialista, avrai sempre un aiuto primario o OA di riferimento (che copre circa 5 sale operatorie). Puoi contattarlo in caso di problemi, anche organizzativi. Ad esempio, se un paziente deve essere trasferito in terapia intensiva, l'aiuto primario deve organizzare il ricovero e confermarti che il posto in terapia intensiva sia disponibile.

Se ci sono problemi in sala e hai bisogno di assistenza, è la prima persona da chiamare. In Germania, a differenza di Padova, abbiamo anche infermieri di anestesia che preparano tutti i farmaci necessari per le induzioni e le procedure, con i quali lavori a stretto contatto e che sono molto competenti. Non sottovalutare il loro lavoro, poiché si muovono tra molte sale e acquisiscono esperienza rapidamente. Ti consiglio di costruire un buon rapporto anche con loro.

Un altro compito dell'OA di riferimento è organizzare la tua pausa pranzo! Qui da noi, sai che tra le 11:30 e le 14:00 avrai una pausa pranzo di 30 minuti. Alle 11:00 inizia il primo turno pomeridiano, ma ne parleremo tra poco.

66

Puoi fare la pausa pranzo nella clinica, dove troverai 2 piatti gratuiti, che di solito sono una zuppa molto salata o un Eintopf, una ricetta in cui tutti gli ingredienti sono cotti insieme in una pentola. Non è la cucina migliore del mondo, ma è gratis e non ti aspettavi di mangiare bene in Germania, giusto? Puoi sempre portare qualcosa da casa o andare nella mensa dell'ospedale, dove troverai una maggiore varietà di piatti, ma costeranno circa 4 euro. Tornando in sala, finisci le tue anestesie e poi vai a verificare se i colleghi che stanno svolgendo le visite pre-anestesiologiche hanno bisogno di aiuto.

Spesso si accumulano consulenze richieste dai reparti. Se il paziente, per vari motivi, non può muoversi, dobbiamo andare noi da lui, come dice il proverbio su Maometto e la montagna?

Per queste consulenze con visita pre-anestesiologica, è come girare la roulette. Non sai mai quanto tempo ti porterà via. Dipende dal paziente, se ha bisogno di ulteriori esami, se puoi dare subito il tuo consenso per l'anestesia o se ha bisogno di un posto in terapia intensiva. Insomma, ci sono molti fattori da considerare.

Se tutto procede come previsto e non fai straordinari, finirai alle 16:00. Se hai fatto straordinari, le ore extra verranno pagate separatamente e si sommeranno al tuo totale ore, che potrai utilizzare per avere alcuni giorni di riposo in più.

Se hai il primo turno pomeridiano, inizia alle 11:00 e termina alle 20:00. Se hai il secondo turno pomeridiano, inizia alle 13:00 e termina alle 22:00. Il secondo turno pomeridiano è quasi un turno di guardia ed è poco apprezzato, ma le ore lavorative dopo le 19:00 vengono pagate di più perché sono considerate orari scomodi.

I turni notturni iniziano alle 14:00 e proseguono no al giorno successivo. Dopo, puoi tornare a casa a dormire. Non posso dire che hai un giorno libero, perché in realtà hai lavorato tutta la notte, quindi l'unica cosa che farai sarà andare a letto e poi svegliarti un po' confuso verso le 13. Almeno questo é quello che capita a me.

Il primo compito dei turni pomeridiani, così come di chi è in guardia, è garantire le pause pranzo ai colleghi del mattino e poi a quelli del pomeriggio. Devono anche sostituire i colleghi che si occupano dell'anestesia nelle sale operatorie, che possono allungarsi nel pomeriggio per interventi programmati molto lunghi o per imprevisti. Può succedere, anzi succede spesso, quindi è utile avere un piano di backup in questi casi.

Durante le notti, siamo in quattro: tre anestesisti, un OA e un reperibile per la cardiochirurgia. Si cerca di far riposare l'aiuto primario, se possibile, poiché in caso di gravi problemi è la figura più esperta che può essere svegliata per affrontare un'urgenza difficile. Inoltre, a differenza di noi, loro non iniziano il turno alle 14:00 ma sono presenti, come in un giorno normale, già dalle 07:30. C'è anche una componente di cameratismo; se possibile, li si lascia dormire. Il lavoro non è più gestito da loro, ma passa sotto il controllo di uno specialista, non un medico specializzando, ma almeno un medico con anni di esperienza che assume il comando del turno. Questa figura riceve tutte le telefonate e coordina il lavoro degli altri anestesisti di guardia.

Nel fine settimana, invece, i turni sono dalle 08:00 alle 18:00 e poi dalle 18:00 fino al giorno successivo. Di norma, la domenica è quasi sempre più tranquilla rispetto al sabato mattina, poiché il sabato ci sono molti interventi che i chirurghi non sono riusciti a completare in settimana e cercano di recuperare quel giorno, oltre a tutte le urgenze che possono arrivare.

Gli orari di lavoro, dalle 07:30 alle 16:00, sono quelli di tutti i medici ospedalieri, ma ogni clinica organizza i turni pomeridiani o le guardie in modo diverso. In generale, i chirurghi seguono per lo più lo stesso orario degli anestesisti, poiché dobbiamo lavorare insieme. Gli internisti, invece, hanno meno turni pomeridiani ma più turni notturni.

Complessivamente, dipende molto dalla clinica, ma l'orario di base rimane 07:30 - 16:00, con molte possibili variazioni.

In terapia intensiva è un vero caos. La quantità di lavoro è tale che fondamentalmente si fanno solo turni: il turno di giorno dalle 07:30 alle 19:30, e poi il turno di notte dalle 19:30 no al giorno successivo. Di solito si lavora per 4 giorni consecutivi e poi si hanno due giorni di riposo. Il problema sorge quando si fanno 4 notti di fila. A quel punto il tuo ritmo circadiano è completamente scombussolato e ti sembra di essere diventato Batman.

Nella mia esperienza, la terapia intensiva è molto interessante. Tuttavia, risulta difficilmente compatibile con la vita familiare, soprattutto se hai bambini piccoli. Questo è particolarmente vero se entrambi i genitori sono medici o devono fare turni.

Nei contesti ambulatoriali o negli studi medici privati, invece, sei tu il medico che gestisce la tua attività e decidi quando lavorare. La maggior parte degli studi medici apre alle 09:00 fino alle 12:30 e poi riapre nel pomeriggio dalle 14:00 fino al massimo alle 17:00. A prima vista, sembrano meno ore di lavoro. Tuttavia, ci sono più attività organizzative o visite domiciliari da gestire. Inoltre, in uno studio privato hai bisogno di personale non medico per accogliere i pazienti, rispondere al telefono e preparare il paziente prima dell'incontro con il medico. Tutto questo personale deve essere pagato anche quando decidi di andare in vacanza.

Un'altra difficoltà degli ambulatori privati in Germania è che le tue prestazioni, le visite e gli esami strumentali vengono retribuiti secondo un tariffario standard concordato con le assicurazioni sanitarie. Ogni visita da parte di un medico di famiglia viene pagata 30 euro. Quindi, se desideri guadagnare e far funzionare questa piccola impresa che è un ambulatorio privato, l'unica cosa che puoi fare è aumentare il volume delle prestazioni fornite, esponendoti così al rischio d'impresa, con tutte le implicazioni del caso, ma con un tetto massimo su quanto puoi lavorare e guadagnare.

Non è proprio il massimo per avviare un'impresa. Questi ambulatori medici, così come sono progettati, non sono pensati per essere società private scalabili, in continua crescita.

Come medico che apre un ambulatorio, se non fai investimenti errati, riesci a mantenerti, avrai più o meno lo stesso stipendio di un aiuto primario in ospedale, ma non dovrai affrontare tante guardie notturne e potrai organizzare il lavoro come preferisci. In sostanza, stai comprando il tuo posto di lavoro, non stai fondando un'impresa

9.

CAPITOLO 9: LA VITA DELLO SPECIALIZZANDO IN CHIRURGIA

In questo capitolo approfondiremo la vita di uno specializzando in chirurgia in Germania.

Essendo anestesista, ho un rapporto piuttosto stretto con i chirurghi. Inoltre, sono tra le poche persone che hanno avuto esperienza come specializzando sia in Italia che in Germania, quindi ho sviluppato almeno un'idea personale di entrambi i sistemi.

Ritengo che sia più vantaggioso vivere da anestesista piuttosto che da chirurgo, in entrambi i paesi. Consiglio vivamente di venire in Germania per specializzarsi, e questo consiglio è rivolto a tutti i colleghi, non solo ai chirurghi.

In Germania, il sistema di formazione è molto incentrato sulla pratica. Come chirurgo, è fondamentale fare esperienza, operare, e qui hai molte più opportunità di crescere e formarti adeguatamente lavorando in Germania rispetto all'Italia. Ci sono naturalmente delle eccezioni; anche in Italia ci sono chirurghi che si prendono a cuore la formazione degli specializzandi. Tuttavia, non è una pratica diffusa. Puoi avere la fortuna di finire in una buona scuola, di instaurare un buon rapporto con un medico strutturato che ti coinvolga e ti permetta di imparare molto.

Ma in gran parte è una questione di fortuna, non di merito. In "Match Point", il film di Woody Allen, si dice che è meglio essere fortunati che capaci; questa è la filosofia che devi adottare per fare chirurgia in Italia, sperando di incontrare qualcuno disposto a spiegarti e a lasciarti operare.

In Germania è un po' diverso; anche se la fortuna gioca un ruolo, il sistema è strutturato in modo tale da garantirti opportunità di apprendimento.

Per diventare specialista, è necessario eseguire un certo numero di interventi in qualità di primo operatore, completare un logbuch e fare rotazioni, alcune anche in terapia intensiva. Insomma, è necessario formarsi e queste esperienze devono essere garantite dalle cliniche; se non lo fanno, gli specializzandi se ne vanno e mancano poi i medici negli ospedali, poiché i colleghi abbandonano le strutture.

In Germania puoi specializzarti in qualsiasi ospedale, non solo nei policlinici universitari; ne ho parlato anche in un altro video di cui troverai il link nei commenti.

Procediamo per punti e confrontiamo i due sistemi e la vita dei due specializzandi in chirurgia in Italia e in Germania.

Accesso alla specializzazione In Italia è necessario superare un concorso nazionale che si tiene una volta all'anno. Attualmente ci sono abbastanza posti disponibili per ogni neolaureato in medicina, ma non è sempre stato così e non è garantito che rimanga tale, soprattutto se aumentano i posti a medicina o se viene abolito il numero chiuso, come si sta valutando di fare.

Il concorso si svolge annualmente, quindi se ti laurei troppo presto o troppo tardi potresti non riuscire a partecipare o non avere tempo sufficiente per prepararti. Nella peggiore delle ipotesi, potresti perdere un anno prima di poterti iscrivere alla scuola di specializzazione.

Successivamente, in base alla graduatoria, ti verrà assegnato un posto nella scuola che desideri, nella città che preferisci. Se però il tuo punteggio non è sufficientemente alto e non riesci a ottenere un posto nella città desiderata, dovrai trasferirti. Di per sé non è un grande problema, ma potresti dover lasciare amici o una persona con cui hai costruito una relazione affettiva, costretto a farlo non per tua scelta, ma per imposizione. Infine, se dopo uno o due anni ti rendi conto che quella scuola non ti sta formando adeguatamente e non stai apprendendo nulla, non puoi semplicemente cambiare; sei costretto ad abbandonare e ricominciare da capo, perdendo ulteriore tempo. Questo accade a pochi, proprio per evitare di perdere anni di formazione In Germania: Non ci sono concorsi, puoi specializzarti in qualsiasi ospedale. Una volta ottenuta l'abilitazione come medico. Invia il tuo curriculum all'ospedale che ti interessa nella città di tuo gradimento e poi partecipa a un colloquio.

I vantaggi sono:
- non devi aspettare un concorso,
- puoi scegliere dove vivere,
- puoi decidere l'ospedale in cui specializzarti, hai la possibilità di fare rotazioni in altri ospedai
- puoi anche licenziarti e cambiare ospedale senza conseguenze.

Insomma, sarebbe un sogno se anche in Italia fosse così. Nella maggior parte delle specialità chirurgiche trovi abbastanza rapidamente un lavoro, ma ci sono alcune specialità dove devi piani care con attenzione, perché sono molto richieste e i posti sono limitati, come ad esempio chirurgia plastica e oculistica.

Potrebbe capitare che una clinica ti dica di essere interessata a te, ma che il posto disponibile ci sarà solo tra 6 mesi o 1 anno, e quindi tu cosa fai?

Qui si apprezza la flessibilità del mode lo tedesco; infatti, almeno un anno di lavoro come special zzando ti viene riconosciuto in qualsiasi specializzazione. Anche se ti specializzi in ortopedia, ma hai fatto un anno di anestesia, non riparti dal primo anno di ortopedia, ma direttamente dal secondo. Certo, le rotazioni saranno quelle del primo anno, però lo stipendio sarà quello di uno specializzando con 2 anni di esperienza e potrai sostenere l'esame di specialità dopo 4 anni anziché 5.

Inoltre, potresti anche seguire un tronco comune, a seconda del tuo curriculum e delle specialità che desideri perseguire. Per esempio, per specializzarti in chirurgia plastica, ti verranno riconosciuti almeno 2 anni in altre specialità chirurgiche, quindi puoi iniziare con chirurgia vascolare o chirurgia generale e, non appena si libera un posto in chirurgia plastica, cambiare clinica.

Naturalmente, non dire al tuo capo di chirurgia generale che sei lì solo perché stai aspettando di entrare in chirurgia plastica, perché questo suona male durante il colloquio, anche qui in Germania

Specialità In Germania, per quanto riguarda la specializzazione, come già detto, ci sono delle rotazioni da seguire. Ritengo sia particolarmente utile che tu, come specializzando e aspirante chirurgo, faccia sei mesi di terapia intensiva.

Questo ti permetterà di osservare tutto il decorso post-operatorio dei pazienti che operi, non solo la colecistectomia di una paziente di 40 anni in buona salute che torna a casa dopo due giorni, ma anche interventi complessi come la pancreatectomia di un paziente di 60 anni o un trapianto di rene, giusto per fare qualche esempio.

Inoltre, lavorare per un periodo nello stesso reparto con gli anestesisti facilita la comunicazione quando ci si ritrova in sala operatoria.

Il sistema del Logbuch e delle rotazioni assicura che tutti abbiano le stesse opportunità e una formazione di base equivalente. Tuttavia, c'è anche qui, in minor misura rispetto all'Italia, un aspetto di fortuna e di simpatie; magari il capo o un Oberarzt ti apprezzano e ti offrono maggiori opportunità, oppure, se sei donna, puoi trovarti discriminata e avere meno chance di essere primo operatore.

Questi fenomeni esistono anche qui. Detto ciò, le rotazioni obbligatorie offrono almeno una struttura e delle regole da seguire, in contrapposizione al sistema italiano, dove dopo cinque anni di reparto si diventa automaticamente specialista.

Insomma, la sala operatoria non è affatto un miraggio in Germania.

L o stipendio. Ne ho già parlato nei capitoli precedenti, quindi non mi soffermo troppo, ma come specializzando in Germania guadagni il doppio rispetto all'Italia.

Parliamo di circa 3000 euro netti al primo anno, più guardie, con aumenti annuali durante la specializzazione.

In Italia, invece, si guadagna tra i 1500 e i 1700 euro al mese, a seconda dell'università e delle tasse universitarie che vengono imposte. Tuttavia, non voglio che si dia l'impressione che sia tutto facile e che fare la specializzazione in chirurgia in Germania sia una passeggiata.

Per completezza, voglio ora evidenziare tre aspetti negativi che caratterizzano quasi tutte le specializzazioni chirurgiche in Germania, oltre al e difficoltà della vita da specializzando o Assistenzarzt qui.

In Germania, la maggior parte delle cliniche prevede un orario di lavoro settimanale di 40 ore per il personale a tempo pieno, con possibilità di straordinari e turni di guardia. Gli straordinari sono retribuiti, ma nella mia clinica può capitare di non avere un cambio e di dover continuare a lavorare oltre l'orario stabilito. So che, prima o poi, qualcuno si libera e viene a sostituirmi.

Gli straordinari si fanno, ma non sono a norma.

In chirurgia, la situazione è diversa, almeno per gli specializzandi. I medici strutturati o gli Oberarzt lasciano l'ospedale alle 16, a meno che non ci siano urgenze. Tuttavia, gli specializzandi devono prendersi cura del reparto e, anche se al mattino sono stati in sala operatoria e hanno fatto una visita veloce ai pazienti con il medico strutturato, c'è quasi sempre del lavoro da completare, come esami, prescrizioni e lettere di dimissione. Tutto questo lavoro d base richiede molto tempo e porta gli specializzandi di chirurgia a fare frequentemente straordinari e a essere tra gli ultimi a lasciare l'ospedale.

Anche se al mattino sei stato in sala, i tuoi pazienti richiedono comunque attenzione e non puoi andare a casa finché il reparto non è completamente gestito. In alcuni reparti, si esce tutti i giorni alle 18 o 19. In sintesi, non è una vita facile; puoi farlo per un paio d'anni, ma prima o poi desidererai anche altro, perché non ha senso pagare un appartamento se trascorri più tempo in ospedale che a casa.

Ambiente di lavoro. Molte cliniche chirurgiche in Germania presentano un ambiente lavorativo arretrato.

Non riesco a spiegare questo fenomeno, che sembra derivare da una combinazione di nonnismo e capi dispotici. Il mio consiglio è chiaro: se noti che il tuo capo non è all'altezza, non ti rispetta o appare come un narcisista autoritario, FUGGI!

Cambia clinica, ci sono altre opportunità senza dover subire pretese assurde. Ho visto colleghi chirurghi restare indietro nelle rotazioni o essere maltrattati per vari motivi, come essere stranieri, donne o semplicemente per antipatie personali.

Purtroppo, queste situazioni si verificano anche in Germania e sono più comuni in chirurgia rispetto ad altre specialità mediche. Fortunatamente non sono la norma, ma ci sono sempre delle eccezioni, quindi il mio consiglio è di cambiare clinica se mai ti trovassi in una situazione del genere.

È uno dei vantaggi del sistema tedesco: sei flessibile e non perdi nulla. 3

Pianificazione Questa è la parte meno positiva della flessibilità. Consiglio di esplorare il maggior numero possibile di specialità, di lavorare sia in ospedali piccoli che in centri universitari, per accumulare quanta più esperienza possibile.

Tuttavia, essere così flessibili richiede una buona preparazione e programmazione, se davvero si desidera diventare specialisti nei canonici cinque anni. Molti colleghi impiegano un anno o anche due in più, anche perché ci troviamo tutti tra i 24 e i 30 anni in specialità, e la possibilità di voler mettere su famiglia è concreta.

Quando arrivano i figli, le priorità cambiano, ed è normale. Io stesso, dopo la nascita di mia glia, sono passato al part-time nella clinica, ma avevo quasi completato il mio percorso, quindi non ho "perso" molto tempo.

In sintesi, intraprendere una specialità chirurgica in Germania offre l'opportunità di fare molta più pratica, con regole e rotazioni fisse che tutti devono seguire. Si guadagna anche il doppio rispetto all'Italia, ma ci sono anche orari di lavoro prolungati e un ambiente competitivo tra colleghi. Scegliere di trasferirsi in Germania per specializzarsi non dovrebbe essere visto come un ripiego, ma come una scelta consapevole

10.
CAPITOLO 10: LA FLESSIBILITÀ DEL MEDICO IN GERMANIA

Discutiamo ora di un vantaggio poco conosciuto e spesso sottovalutato della specializzazione in Medicina in Germania: qui, come medico specializzando, hai una libertà totale.

Puoi scegliere il tuo percorso formativo seguendo le tue inclinazioni e desideri, che possono evolversi nel tempo. Hai la possibilità di cambiare ospedale, città e anche specialità in qualsiasi momento, senza perdere gli anni di formazione già accumulati.

In Italia, una situazione simile sarebbe impensabile. Se dopo due anni di medicina interna ti accorgi di non voler diventare il nuovo Dr. House, ma preferisci specializzarti in Anestesia, non puoi semplicemente cambiare specialità. Devi ripetere il concorso e ricominciare da capo, perdendo così anni di formazione, il che rende questo cambiamento raro e difficile.

In Germania, invece, la situazione è diversa. In questo Capitolo esploreremo vari aspetti del sistema tedesco di formazione per gli specializzandi, il Logbuch da completare e le modalità dell'esame per diventare specialista.

Specializzazione in Germania: Per specializzarti in Germania, è necessario completare un Logbuch.

Essendo la Germania uno stato federale, ogni stato e ogni Ärztekammer, ovvero l'ordine dei medici competente in un dato stato, ha le proprie regole, e possono esserci piccole differenze tra i vari Bundesland. Tuttavia, la durata della maggior parte delle scuole è sempre di 5 anni. Ci sono differenze, ad esempio, nei mesi richiesti in Terapia intensiva per diventare anestesista; in NRW è necessario fare almeno 1 anno, mentre in altri Bundesländer bastano solo 6 mesi. Alla fine, dovrai completare i tuoi 5 anni.

Ti consiglio di visitare il sito dell'ärztekammer di tuo interesse e scaricare il Logbuch per avere un'idea del percorso che dovrai affrontare. Può sembrare complicato, ma in realtà è molto più semplice rispetto a sistemi simili, come quello svizzero.

Ecco alcuni suggerimenti esclusivi sulla specializzazione in Germania che avrei voluto sapere all'inizio del mio percorso in questo paese.

Almeno 50% e almeno 3 mesi.

Ogni percorso ti viene riconosciuto. In Germania, il tuo percorso formativo come specializzando o Assistenzarzt viene riconosciuto indipendentemente dalla clinica in cui hai lavorato, non solo nel policlinico universitario, ma in tutti gli ospedali accreditati per la formazione degli specializzandi.

Devi aver lavorato in quella clinica per almeno 3 mesi e almeno al 50%. Se decidi di lavorare part-time, ad esempio al 40% (cioè solo 2 giorni alla settimana), questo periodo non sarà riconosciuto nel tuo curriculum per completare il Logbuch. Quindi, ricorda sempre: almeno al 50% .e almeno 3 mesi prima di cambiare clinica

Fatti firmare tutto. Quando cambi clinica, è necessario farsi firmare un certificato dal tuo medico accreditato riguardo alla tua formazione; di solito è il tuo primario o un aiuto primario. Senza questo documento, il tuo periodo formativo non sarà riconosciuto. Tuttavia, loro sono obbligati a fornirti questo foglio, quindi non dovrebbero sorgere problemi, anche se può diventare complicato se il tuo primario va in pensione e il nuovo non ti conosce. È fondamentale farsi firmare sempre tutto in tempo, così non avrai preoccupazioni.

Rete formativa? Europa!
Ti sarà riconosciuto il tuo periodo di formazione svolto non solo in Germania, ma anche nel resto d'Europa.

Per esempio, io ho lavorato due anni a Padova, poi mi sono trasferito in Germania e ho iniziato qui in Anestesia ad Aachen; i due anni di formazione in Italia mi sono stati riconosciuti. Allo stesso modo, se inizi la tua specializzazione in Svizzera, Francia o in qualsiasi altro stato europeo, puoi farti riconoscere il tuo periodo formativo, evitando di ricominciare da zero.

Questo è importante non solo per non "perdere tempo", dato che in Germania puoi già iniziare a costruire una vita, sposarti, avere gli e comprare casa. Puoi fare tutto questo già durante la specializzazione, senza dover aspettare di diventare specialista, come avviene in Italia. Togliendo questa pressione, puoi prenderti il tempo necessario e scegliere eventualmente di cambiare percorso.

Anche se vieni da fuori l'Europa, puoi tentare di farti riconoscere i tuoi titoli e il tuo percorso di specializzazione, ma sarà molto più difficile. Fortunatamente, siamo cittadini europei.

Torniamo al Logbuch. La cosa migliore è visitare il sito dell'ordine dei medici e scaricare il Logbuch, dove troverai anche informazioni su eventuali periodi di specializzazione extra. Per esempio, se desideri specializzarti in anestesia a Düsseldorf o Aachen, ti serve il Logbuch per anestesia dell'Ärztekammer Nordrhein.

https://www.aekno.de/aerzte/weiterbildung/weiterbildungsordnung-2020

Scaricandolo, avrai una lista di tutte le procedure che devi saper eseguire e il numero di queste procedure dovrà essere compilato da te e firmato dal tuo supervisore o direttamente dal capo della clinica. All'inizio, mi contavo ogni anestesia e le segnavo con data e ora. Tuttavia, in pratica, il tuo capo ti firmerà tutto senza problemi una volta completati i cinque anni.

Ci sono anche cliniche che, per incentivare e facilitare la ricerca, offrono un contratto 50% clinica e 50% ricerca. Dopo cinque anni, sarai specialista; è chiaro che, se segui davvero le regole, sarebbe complicato. Tuttavia, essendo tu dipendente della stessa clinica dove lavori come medico e fai ricerca, alla fine il tuo capo ti firmerà che dopo cinque anni hai completato le tue procedure e accetterà questa sovvenzione interna a favore della ricerca. L'importante è che tu faccia sempre clinica almeno al 50% e per almeno tre mesi consecutivi tra un contratto e l'altro.

Se non ti interessa fare ricerca, puoi seguire il tuo percorso tranquillamente in un ospedale anche non universitario, senza problemi e con molte più scelte.

Formazione ovunque. Come detto prima, in Germania puoi formarti in qualsiasi ospedale, comprese le cliniche private.

Per esempio, in specialità come oculistica o chirurgia plastica, dove i posti disponibili in ospedale sono limitati.

Ad Aachen, ci sono 15 chirurghi plastic e più di 150 anestesisti. Comprendi che, per motivi numerici, non c'è sempre un posto libero e a volte si deve aspettare anche 6 o 12 mesi per iniziare in chirurgia plastica, mentre in anestesia, se invii il tuo CV oggi, potresti essere invitato per un colloquio in una settimana.

In queste piccole specialità, ha senso cercare e inviare CV non solo ai grandi ospedali, ma anche a piccole cliniche private, alcune delle quali operano solo in regime di day surgery o sono completamente private. Queste cliniche sono spesso accreditate per formare specializzandi; anche se non puoi completare tutta la specialità in questi piccoli ospedali o ambulatori, puoi già fare due anni lì e nel frattempo pianificare il tuo passaggio in un grande ospedale senza problemi, migliorando anche il tuo curriculum avendo già iniziato a lavorare e accumulato esperienza nel settore.

Usa il sistema a tuo favore.
Ti ho spiegato in precedenza che ci sono differenze tra i vari ordini dei medici, ärztekammer, qui in Germania, e queste differenze possono giocare a tuo favore, basta spostarsi nella regione vicina.

Ad esempio, se hai fatto neurologia e sei diventato specialista, ma ora preferisci la medicina generale e il contatto continuativo con i pazienti, in NRW per diventare medico di medicina generale è necessario lavorare almeno 3 anni come specializzando in Medicina interna. In altri Bundesland, come Baden-Württemberg (Stoccarda), basta un solo anno. In alcuni casi, puoi anche saltare completamente quest'anno di clinica se hai esperienza in terapia intensiva. Quindi, come neurologo, ti basterebbero solo 3 anni di ambulatorio senza dover tornare in ospedale.

Queste differenze esistono anche per altre specialità e ordini dei medici, quindi se hai già esperienza e desideri cambiare percorso, controlla anche nelle regioni vicine; potresti scoprire che spostandoti di 50 km avresti alcuni vantaggi, e se hai già fatto un viaggio di 1000 km per arrivare in Germania, 50 km in più o in meno non dovrebbero spaventarti.

Una volta abilitato come medico in Germania o ottenuto un titolo di specialista, il tuo titolo e la tua abilitazione sono riconosciuti in tutto il paese; non hai bisogno di convalidare nulla, è tutto automatico.

ESAME DI SPECIALITÀ

Dopo aver completato il tuo Logbuch, potrai iscriverti all'esame per diventare specialista.

In Germania non ci sono esami per passare dal primo al secondo anno di specialità, come in Italia; invece, avrai un vero esame alla fine del tuo percorso.

L'esame si svolgerà presso l'ordine dei medici e saranno presenti solo medici che non ti conoscono e che non hanno lavorato con il tuo capo, per evitare raccomandazioni.

Il mio consiglio per questo esame?

Studia! Non è impossibile; ho sostenuto l'esame per diventare specialista in Anestesia e anche quello per Medicina d'urgenza, e la mia impressione è che sia simile a un esame universitario, con domande approfondite su fisiologia e farmacologia, ma tutte le domande partono dalla pratica clinica. Più si va in profondità, più gli esaminatori sono soddisfatti.

L'esame è orale, con due esaminatori e un presidente della commissione che non fa domande, ma redige solo il verbale (come durante la FSP).

A me hanno posto 2 domande per ogni esaminatore, quindi 4 domande in totale.

Dalle domande su casi clinici, si comincia a parlare di farmacologia fisiologia e patologia, ma tutto parte dalla pratica clinica.

Subito dopo l'esame, mi hanno comunicato che avevo superato la prova e mi hanno consegnato il certificato da specialista, già pronto.

11.
CAPITOLO 11: LA MENTALITÀ TEDESCA

Lo STANDARD in MEDICINA in Germania.

In Germania si lavora molto con procedure standard. Ma cosa significa esattamente questa procedura standard o SOP? Standard Operating Procedure? Un'abbreviazione inglese, per una volta.

In tedesco sarebbe qualcosa come „Standardvorgehensweise", una parola lunghissima. Nella mia clinica abbiamo SOP per ogni tipo di anestesia, ogni intervento, ogni procedura, come anestesia spinale, peridurale, anestesia regionale, l'uso dell'ecografo, e così via. Ogni SOP deve rispondere a tre domande:

- Quando farla,
- Come farla,
- Cosa fare in caso di problemi o controindicazioni.

Queste SOP si basano sulle linee guida internazionali e, in alcuni casi, anche su quelle nazionali (tedesche), ma vengono redatte dai medici della struttura, su incarico del primario.

Il mio primario viene da me e mi dice: "Herr Salvatore, la nostra SOP sull'intubazione difficile è datata di tre anni, ci serve una nuova; può scriverla lei entro tre mesi?" Così scrivo la vita, il primario o un suo aiuto la controlla, e poi viene caricata nell'intranet.

Da quel momento in poi, quello diventa lo standard che tutti devono conoscere e seguire; ogni volta che viene redatta una nuova SOP, viene inviata via email a tutti i colleghi, segnalando eventuali differenze.

Lavorare in questo modo è fantastico! Ogni collega svolge le stesse procedure, tutto è standardizzato e non si deve reinventare la ruota ogni giorno. Certo, studiare tutte queste SOP è come studiare un trattato di anestesia, ma poco alla volta le conosci tutte, e sono facilmente accessibili tramite l'intranet della clinica.

Così, durante un turno alle quattro del mattino, quando ti svegliano per un trapianto di rene e non ricordi se devi somministrare immunoglobuline e a quale dosaggio, apri la SOP e trovi ciò di cui hai bisogno.

Se guardate alcuni dei miei video sull'anestesia, sul mio canale Youtube l'anestesista in Germania, proprio di queste SOP.

https://www.youtube.com/@AnestesistainGermania

Questo è particolarmente utile se sei in specializzazione, poiché ti permette di apprendere in modo strutturato e non casuale, evitando di dipendere dalla fortuna o dalla sfortuna del giorno, mese o rotazione. L'uso sistematico delle SOP è un esempio che dovremmo seguire in Italia, perché risolve numerosi problemi e semplifica la vita di chi lavora ogni giorno in ospedale.

Inoltre, in caso di problemi medico-legali, sai che il tuo operato, seguendo le SOP, è approvato e supportato da tutta la tua clinica. Tutti seguono queste procedure, quindi non puoi essere accusato di aver commesso errori nella somministrazione della dose o nella procedura, poiché essa è stata standardizzata.

Perché in Italia non adottiamo le SOP e perché dovremmo farlo?

Probabilmente è una questione culturale; l'Italia è spesso simbolo dei campanilismi, una caratteristica che ci portiamo dietro fin dal Rinascimento. Essere in competizione con il vicino, non avere uno standard condiviso e cercare strade poco battute, frutto dell'estro individuale.

Cosa significa questo in medicina in Italia? Non sto parlando di anarchia, ovviamente. Ci sono linee guida internazionali e i medici sono in costante formazione, quindi si seguono le indicazioni internazionali, anche per motivi medico-legali. È necessario dimostrare che ciò che si fa è riconosciuto a livello internazionale, se non nazionale.

Tuttavia, gli ospedali, le cliniche e i reparti di anestesia e terapia intensiva in Italia hanno delle linee guida interne? Hanno delle SOP, ovvero Standard Operative Procedures. Sulla base della mia esperienza in Italia... la risposta è NO.

Ci possono essere delle SOP, ma probabilmente nessuno le aggiorna e non vengono "pubblicizzate" tra i colleghi. Gli italiani, me compreso, tendono a guardare all'estero, quindi si citano sempre le linee guida internazionali. Ma queste linee guida non sono state scritte per il tuo ospedale di periferia, con le tue specifiche problematiche, perché potresti non avere tutte le chirurgie e alcune procedure semplicemente non si possono effettuare.

È quindi fondamentale avere delle SOP e fare riferimento alle proprie SOP interne della clinica, piuttosto che alle linee guida di Stanford o di qualche altro ospedale negli USA.

In Germania, invece, le SOP sono al centro della vita clinica. L'approccio è differente. Se c'è un problema, dobbiamo risolverlo e assicurarci che la soluzione sia accessibile a tutti. Io, come anestesista in ospedale, non devo essere il più bravo, non devo essere colui che riesce a portare a termine l'intervento di colecistectomia su una paziente di 90 anni con una spino-peridurale. No, non è il mio compito, perché quel risultato probabilmente non è ripetibile

Prima di poter standardizzare, è necessario condurre studi scientifici per validare il processo.

Come anestesista in un ospedale in Germania, devo gestire un sistema organizzativo che permetta agli studenti e agli specializzandi di apprendere e acquisire competenze pratiche. È lodevole che un medico italiano conosca a menadito la struttura isomerica di tutti i recettori adrenergici, ma ciò che realmente serve all'ospedale e ai pazienti è che tutti i medici sappiano quando e a quale dosaggio somministrare la Noradrenalina.

Qui si redigono numerose SOP e io stesso ne ho scritte diverse. Se guardate alcuni dei miei video sull'anestesia, come quelli sull'anestesia nei pazienti con pacemaker o sulla sedazione in età pediatrica, parlerò proprio di queste SOP, linee guida interne pratiche, scritte in modo che tutti possano e debbano seguirle.

Si potrebbe obiettare che in questo modo non si sperimenta, non c'è innovazione e progresso, ma non è così. È come suonare il pianoforte: puoi innovare e creare qualcosa di personale, ma devi prima conoscere le scale e gli accordi; altrimenti, il risultato è casuale. „La libertà esiste solo all'interno di regole condivise, e queste regole condivise"

Per noi le SOP sono queste regole condivise.

Questo porta a una maggiore omogeneità nelle cure. Tutti eseguono, con piccole variazioni, la stessa anestesia, e se ricevi una chiamata per un problema da una sala vicina, non perdi tempo a capire che tipo di anestesia sta facendo il collega. Entrando in sala operatoria per un paziente di chirurgia bariatrica, sai già che stanno utilizzando Desflurano; se ti rechi in sala oculistica, sarà una TIVA.

Lo standard comune consente di passare le consegne rapidamente. Ogni giorno, indipendentemente dalle circostanze, sai che tra le 11 e le 14 avrai 30 minuti di pausa, perché il collega del turno pomeridiano inizia alle 11 e il suo primo compito è proprio quello di garantire la pausa pranzo ai colleghi del mattino. Se non sapessi cosa stanno facendo e non ci fosse questo standard condiviso, ciò non sarebbe possibile.

Anche nei progetti di ricerca è così: voglio sperimentare qualcosa di nuovo in clinica e devo raccogliere pazienti e dati. Il capo comunica che da domani, per sei mesi, questo sarà il nuovo standard, così posso davvero fare ricerca.

Non sei solo tu a portare avanti un progetto in clinica, ma tutti i colleghi si muovono insieme a te. Se devi imparare e sei in specialità, è fondamentale. Tutti i colleghi che mostrano lo stesso standard e non raccontano cose diverse ti permettono di imparare in modo ordinato, dalle basi, e di progredire sistematicamente. Inoltre, credo che riduca anche molta della competizione tra i medici che ho percepito in Italia.

Il sentirsi più bravi di un collega, per aver eseguito un'anestesia in maschera piuttosto che con il tubo, o per aver usato dopamina invece che dobutamina, non serve. La competizione tra colleghi è controproducente; non mi porta nulla essere più bravo di te in qualcosa.

Voglio che tu possa imparare e fare lo stesso. Il lavoro è tanto e deve essere distribuito equamente tra il maggior numero di persone capaci.

Queste persone capaci devono essere formate, e così potrei avere anche meno turni di notte o nei festivi, se ci sono più colleghi in grado di gestire le guardie e le emergenze.

In Italia, spesso c'è l'idea di non voler condividere il sapere, per paura che ti rubino il lavoro, mentre qui è esattamente il contrario. In medicina, purtroppo, il lavoro non manca e ho bisogno di medici capaci e formati.

Conoscere le linee guida internazionali è fondamentale, ma questo sapere deve essere contestualizzato nella struttura in cui lavorate, all'interno di procedure operative standard che devono essere lo standard per tutti i colleghi di quella struttura.

È un lavoro di revisione e aggiornamento costante che deve essere fatto. Farlo in modo sistematico e condividerlo con tutti è la cosa più logica da fare.

Ti lascio con una domanda: nella tua esperienza, nel tuo ospedale o nella tua clinica, vengono utilizzate le SOP?

12.

CAPITOLO 12: TUTELE LEGALI

In questo capitolo analizziamo la responsabilità medico-legale dei medici, mettendo a confronto le differenze tra Italia e Germania.

In Germania, il contratto di assistenza sanitaria è stipulato tra il paziente e la struttura ospedaliera. Cosa significa questo?

Se un paziente ha bisogno di cure e si reca in ospedale, la struttura lo cura. Se il paziente è soddisfatto, torna a casa. Tuttavia, se qualcosa non va come previsto, se si verificano complicanze o se la degenza si protrae, il paziente non può citare in giudizio il medico, ma può eventualmente farlo contro l'ospedale.

Questo perché, come accennato, in Germania il contratto è tra paziente e struttura, non tra medico e paziente, come avviene in Italia.

In Italia, esiste un paradosso in cui tutti i medici sono considerati dirigenti, e quindi hanno una responsabilità diretta per ogni terapia somministrata e per eventuali omissioni.

Immagina una situazione in cui la struttura ospedaliera è inadeguata. La TAC è guasta e non è possibile eseguire l'esame per un sospetto ictus alle 3 di notte. Hai deciso, in base all'anamnesi e all'esame obiettivo, di procedere con una trombolisi. È stata una tua decisione.

Purtroppo il paziente non sopravvive e i familiari intendono citarti in giudizio. In Italia non c'è alcuna protezione che ti tuteli dallo stress di dover dimostrare di aver fatto tutto il possibile secondo le linee guida per il tuo paziente. In pratica, sei lasciato a te stesso, e per questo motivo tutti i medici sono costretti a stipulare numerose assicurazioni medico-legali per proteggersi da questi rischi, assicurazioni che hanno un costo significativo.

Stiamo parlando di una media di 4000€ all'anno, e quasi 10.000€ per i ginecologi, a fronte di uno stipendio netto di 2500€ al mese.

In Germania, come medico, non devi affrontare questo tipo di problema. Se un paziente insoddisfatto decide di fare causa, al massimo si rivolge all'ospedale, ma tu non sei coinvolto. Potrebbero chiederti una „Stellungnahme", cioè una lettera in cui spieghi la situazione dal tuo punto di vista, ma è tutto qui.

Non dovrai cercare la tua documentazione né presentarti davanti a un giudice per difenderti, evitando così tutto lo stress che ne deriva.

In Italia, invece, la situazione è davvero paradossale. Lavori come dipendente, guadagni poco e sei completamente esposto a qualsiasi rischio e lamentela.

È come se fossi il titolare dell'azienda. Facendo un esempio: se devo fare dei lavori in casa e l'idraulico che installa un tubo lavora male o il tubo ha un difetto di fabbrica e si rompe, non faccio causa all'idraulico, ma al massimo mi lamento con il proprietario dell'azienda che ha permesso l'installazione del tubo difettoso.

In Italia, come medico ospedaliero, hai la responsabilità di un dirigente, ma la retribuzione di un operaio. Inoltre, non hai nulla della dirigenza, se non il titolo e le responsabilità. Se una TAC non funziona, non puoi esercitare pressioni affinché venga acquistata una nuova; quello è compito dei veri dirigenti ospedalieri, la maggior parte dei quali non sono medici e non hanno idea della vita quotidiana in reparto e dei problemi che devi affrontare.

Loro ricevono il vero stipendio da dirigenti, ma poi scaricano la responsabilità sui medici.

Per completezza, ci sono anche casi in cui l'ospedale in Germania può rivalersi sui medici in caso di grave negligenza, cioè in situazioni di errori davvero evidenti. Ad esempio, se prescrivi 10 mg di insulina invece di 10 UI, o se un paziente arriva al pronto soccorso con angina e non viene fatto un ECG. Anche se puoi sbagliare a interpretarlo, non farlo è considerato un errore grossolano.

In questi casi, l'ospedale può, ma non è obbligato, a rivalersi sul medico. Pertanto, se sei specialista, è utile avere un'assicurazione per coprirti da questo rischio residuo.

Parliamo di circa 100 euro all'anno, e sei coperto anche per una sessantina di turni privat su automedica, oppure se su un aereo chiamano un dottore. Puoi alzarti senza timori. Questo è quanto spendo io.

Per completare ulteriormente l'informazione. Il paziente può intentare una causa in Germania se ti accusa di un danno penale e non civile, cioè non cerca il risarcimento economico, ma pretende giustizia penale.

Questo, naturalmente, è molto raro. Infatti, la maggior parte delle controversie sono di natura civile, spesso originate da insoddisfazione o aspettative non soddisfatte. Non può essere colpa del medico se un paziente si ammala; il medico fornisce le cure, ma se un paziente ha un infarto e non torna più come prima, non è responsabilità del medico.

Tuttavia, alcune persone reagiscono a questa risposta, che è una reazione umana di negazione, cercando un colpevole nella loro situazione, e spesso incolpano il medico, piuttosto che considerare fattori come lo stile di vita o le abitudini alimentari.

Pertanto, le cause penali sono davvero rare e nella maggior parte dei casi il medico ha ragione. Infatti, con una causa penale si sta accusando il medico di aver voluto intenzionalmente causare un danno, come se volesse uccidere qualcuno per antipatia o per chissà quale motivo.

L'unica causa penale che ho sentito durante i miei anni in clinica, a Aachen, è stata quella di una paziente molto litigiosa, che ha fatto causa all'ospedale e ai medici perché era stata collocata in una stanza con un'altra paziente che, successivamente, è risultata avere un herpes zoster. Lei non aveva mai avuto la varicella e non era vaccinata. Ha intentato causa, ma non si è nemmeno ammalata, e il suo intento era di creare problemi ai medici.

Naturalmente, ha perso la causa, ma non è stata un'esperienza piacevole per nessuno. In Italia, invece, queste situazioni sono purtroppo all'ordine del giorno.

Cosa fare? È necessario un cambiamento. È fondamentale tutelare i medici che lavorano negli ospedali, poiché non possono essere esposti ai rischi della libera professione se sono dipendenti. In ospedale, il medico è spesso l'ultima persona che può davvero intervenire per il paziente, non può rimandarlo a un altro specialista.

Non sorprende che molti non vogliano più intraprendere specializzazioni stressanti e rischiose come la medicina d'urgenza o anestesia.

Il risultato non può essere quello di eliminare il numero chiuso per le facoltà di medicina e aumentare il numero di laureati in strutture che non sono adeguate a gestire un numero eccessivo di iscritti.

La soluzione è rendere queste professioni, di cui i pazienti hanno davvero bisogno, più attrattive, con stipendi migliori e maggiori tutele per i medici che si espongono a questi rischi. In Italia ci sono già abbastanza medici in relazione alla popolazione. Non è necessario investire per aumentare la quantità, ma piuttosto migliorare la qualità, attraverso la digitalizzazione e il rinnovo dei macchinari, oltre a garantire stipendi adeguati per i medici e il personale sanitario.

Se però la politica è miope e non vuole affrontare questa problematica, se si vuole andare verso un eccesso di medici, cosa fare? Impara il tedesco. Vieni in Germania, perché andarsene è una forma di voto politico.

Invece di esprimere il tuo disaccordo con la penna, lo fai con i piedi. Le soluzioni ai problemi esistono e tutto è risolvibile. Ci sono però questioni che la singola persona non può cambiare da sola. Pertanto, la tutela dei medici e di tutto il personale sanitario dovrebbe essere la priorità principale degli ordini dei medici italiani. Altrimenti, a cosa serve questo ordine se non riesce nemmeno a unire e proteggere i medici?

Se il cambiamento non si presenta, cosa fare? Ti dò lo stesso consiglio che ti darei per il lavoro: amalo, cambialo o lasciatelo.

In Germania, quindi, guadagni di più, hai maggiori tutele e una qualità della vita eccellente.

13.
CAPITOLO 13: AIRE

Questo capitolo sarà incentrato sull'AIRE, l'Anagrafe degli Italiani Residenti all'Estero.

Se sei un italiano che vive all'estero come me o hai intenzione di trasferirti al di fuori dell'Italia, questo capitolo sarà molto importante.

Cos'è l'AIRE?

Si tratta di un registro gestito dal Ministero degli Affari Esteri che monitora gli italiani residenti al di fuori dell'Italia. La sua funzione principale è quella di garantire un collegamento tra gli italiani all'estero e il governo italiano. In questo registro non figurano solo gli italiani nati in Italia che si sono trasferiti all'estero, inteso non solo come Europa, ma come tutto il mondo.

Sono inclusi anche gli italiani nati all'estero, come i miei figli, e i discendenti di altri italiani. L'AIRE, acronimo di Anagrafe degli Italiani Residenti all'Estero, ha lo scopo di registrare la popolazione italiana residente all'estero, assicurando un'identificazione accurata e una connessione con il paese d'origine.

Iscriversi all'AIRE è un passo fondamentale e OBBLIGATORIO per chiunque decida di trasferirsi all'estero per un periodo superiore ai 12 mesi.

I vantaggi dell'iscrizione all'AIRE comprendono:
- il diritto di voto nelle elezioni italiane;
- l'accesso a servizi consolari;
- la possibilità di usufruire di agevolazioni fiscali.

Affronteremo la questione fiscale più avanti, poiché può diventare complessa se non gestita tempestivamente. Essere parte dell'AIRE permette agli italiani all'estero di mantenere un legame formale con il proprio paese d'origine, contribuendo a preservare la loro identità culturale e facilitando i rapporti con le autorità italiane.

Ti consente, come già detto, di votare alle elezioni italiane e europee per posta. Riceverai il plico direttamente a casa, potrai votare e rispedirlo indietro, è davvero semplice e non si capisce perché non si possa estendere anche ad altri, come ad esempio il voto a distanza per gli studenti fuori sede.

Avrai anche accesso ai servizi del consolato. Se hai bisogno di rinnovare la tua carta d'identità o il passaporto, potrai fissare un appuntamento al consolato per il rinnovo dei documenti.

Devo però specificare che, una volta diventato cittadino AIRE, potrai rinnovare i tuoi documenti SOLO presso l'ufficio del consolato di competenza; non è possibile andare in Italia in vacanza e rinnovare il passaporto. Questo sarà possibile solo dal consolato, con i relativi tempi di attesa molto lunghi.

Un'altra precisazione: se hai figli e devi rinnovare il passaporto, l'Italia è l'unico paese in cui anche il coniuge deve firmare la richiesta per il rilascio dei documenti. Non ha davvero una logica. Sembra quasi che si voglia assicurare che il coniuge sappia che stai rinnovando il passaporto, nel caso tu possa avere intenzione di portare via i figli e scappare in Messico

Iscriversi all'AIRE significa anche liberarsi della fiscalità italiana. È come dire all'agenzia delle entrate: 'Ciao, non vivo più in Italia, ciò che guadagno in Germania resta in Germania.'

Tuttavia, non è un processo automatico.

Ricapitoliamo: per legge, devi iscriverti all'AIRE entro 3 mesi dalla tua permanenza all'estero, se sai di rimanere più di 12 mesi. Questa situazione può sembrare confusa, e qualcuno potrebbe pensare: 'Non so se troverò lavoro in Germania, potrei tornare, posso dire che ho capito dopo 5 mesi che sarei rimasto qui.' Ma attenzione!

Ecco il punto cruciale:
smetti di avere obblighi scali in Italia, ovvero di pagare le tasse su ciò che guadagni in Italia, solo se:
1) sei iscritto all'AIRE (fino a qui tutto chiaro)
2) Il centro dei tuoi interessi personali e finanziari è al di fuori dell'Italia per la maggior parte dell'anno.

Cosa significa?
Se ti trasferisci in Germania a Giugno, ti iscrivi all'AIRE ad Agosto e inizi a lavorare ad Ottobre, dovrai dichiarare i tuoi guadagni di Ottobre, Novembre e Dicembre anche in Italia!
Questo perché, fino ad Agosto, i tuoi interessi personali e finanziari erano ufficialmente in Italia per 8 mesi. Quindi, in pratica, pagherai le tasse in Germania e in Italia. Molti non sono a conoscenza di questa situazione, ma è importante condividerla per pianificare al meglio il trasferimento all'estero.
Un altro aspetto negativo dell'iscrizione all'AIRE, che secondo me è il vero motivo della creazione di questo registro, è la perdita dell'assistenza sanitaria fornita dal SSN.

Cosa comporta?
Se sei in vacanza in Portogallo e ti rompi una gamba, ti chiedono la tessera sanitaria, la registrano, ti curano e poi inviano la fattura alla tua ASL. In sostanza, il SSN copre le tue spese mediche. Ma una volta iscritto all'AIRE, questo non avviene più. Devi assicurarti di avere una copertura sanitaria nel tuo paese di residenza, ad esempio con un'assicurazione sanitaria in Germania o altro, a seconda del paese.

Come iscriversi?

Puoi registrarti online attraverso il sito del Ministero degli Affari Esteri oppure recarti di persona al consolato italiano più vicino. Ti serviranno alcuni documenti, come il passaporto italiano, il modulo di iscrizione compilato e eventualmente ulteriori documenti richiesti dal consolato, come l'atto di nascita o di matrimonio, se sei sposato/a.

Dopo aver presentato la domanda, i funzionari del consolato verificheranno la completezza e l'accuratezza della documentazione. Una volta confermata l'idoneità della domanda, verrai ufficialmente registrato all'AIRE e riceverai un certificato di iscrizione che attesta la tua registrazione.

È fondamentale ricordare che spetta all'individuo aggiornare regolarmente le proprie informazioni presso l'AIRE in caso di cambiamenti nella situazione personale, come un cambio di residenza o variazioni nello stato civile. Questo garantisce che le informazioni registrate siano sempre aggiornate e corrette.

Parliamo ora delle Sanzioni per la mancata iscrizione: C'è un detto che dice: "Meglio prevenire che curare", e questo vale anche per l'AIRE. Se non ti iscrivi all'AIRE mentre sei all'estero, potresti incorrere in sanzioni amministrative, come multe o, più banalmente, limitazioni nell'accesso ai servizi consolari. Se la tua carta d'identità scade e non sei iscritto all'AIRE, chi la rinnoverà per te? Rischi di rimanere bloccato come Tom Hanks in "The Terminal"?

In alcune situazioni, la mancata iscrizione all'AIRE potrebbe comportare implicazioni fiscali. Ad esempio, potresti essere soggetto a tasse aggiuntive se non sei correttamente registrato come residente all'estero.

In casi estremi o quando la mancata iscrizione all'AIRE viene vista come una violazione delle leggi locali, potresti affrontare sanzioni legali o altre penalità dalle autorità del paese in cui risiedi.

È essenziale considerare seriamente l'obbligo di iscriversi all'AIRE e garantire che la registrazione venga effettuata correttamente per evitare conseguenze negative.

L'AIRE è quindi un elemento fondamentale per gli italiani che vivono all'estero. In una prospettiva positiva: Ti permette di preservare un legame con la tua nazione d'origine e di usufruire di diversi servizi e diritti.

14.

CAPITOLO 14: PARTIRE SENZA CONOSCERE IL TEDESCO?

L'unica cosa necessaria per trasferirti in Germania come medico è conoscere la lingua.
All'inizio non è necessario essere perfetti; ti basta raggiungere un livello B2 e integrare con un vocabolario medico fino a un livello C1, poi dovrai sostenere un esame di lingua presso l'ordine dei medici (la FSP).

Basta così, non serve altro. Tuttavia, c'è un'alternativa. Se non parli ancora tedesco ma hai una buona padronanza dell'inglese, ho conosciuto diversi colleghi che sono arrivati in Germania per fare ricerca. Hanno imparato il tedesco con calma, mentre nel frattempo ricevevano uno stipendio da ricercatore e si ambientavano senza fretta.

Ottenere contratti come questo non è troppo difficile; si viene assunti sempre attraverso un colloquio diretto. Devi candidarti inviando il tuo CV e una lettera di motivazione alla clinica che ti interessa, spiegando perché desideri fare ricerca proprio con loro.

Se tutto va bene, ti assumeranno; magari non ti offriranno un contratto a tempo pieno, ma una forma di part-time, ad esempio al 60%, se non parli ancora tedesco e non puoi lavorare in clinica.

Tuttavia, può essere un'alternativa valida per iniziare ORA, cominciando OGGI a inviare CV senza aspettare di imparare il tedesco.

C'è un MA. Spesso i primari, quando offrono questi contratti, promettono che lavorando con loro per tre anni otterrai un PhD! Questo però non è vero!

Al massimo otterrai un Dr. med.

Il Dr. med. non è un PhD, ma è l'equivalente del nostro titolo di dottore in medicina e chirurgia. Il tuo titolo di Dottore in Italia è riconosciuto anche in Germania, quindi non hai bisogno di aggiungere un altro titolo per diventare Dott. Dr. med.

Puoi scrivere Dr. med. (ita) (Univ. X) oppure semplicemente Dott. o Dottore. Tuttavia, nella maggior parte dei casi però non potrai usare il Dr. med. senza alcuna aggiunta.

Questo perché in Germania amano creare regole e spesso si affezionano a esse. In Germania, puoi laurearti in Medicina senza dover redigere una tesi di laurea, in tal caso sarai solo medico e non Dottore.

In Italia e nel resto del mondo, per conseguire la laurea in medicina è necessaria anche la scrittura di una tesi, e così diventerai Dottore in medicina e non solo medico. Tuttavia, facendo questa distinzione, in Germania si sono convinti che il loro Dr. med. valga di più rispetto ad altri titoli, poiché esistono medici che non hanno il titolo di Dottore, e chi lo possiede ha quindi lavorato di più.

Naturalmente, a livello internazionale questa affermazione non è affatto vera. Dato che ti sei laureato in Europa e, essendo europei, devono riconoscere il tuo titolo, puoi fare riconoscere il tuo titolo italiano e sarai Dottore anche in Germania.

Tuttavia, loro cercano sempre di far valere il loro Dr. med. come se fosse un PhD, il che è assolutamente falso.

Ora sai che non è così e che ti stanno offrendo qualcosa di cui non hai bisogno, ma che ti consente di trasferirti in

Germania come medico non abilitato, senza conoscere il tedesco. Se l'offerta è in linea con le tue aspettative e vivi questo periodo consapevole che sarà solo temporaneo, giusto il tempo di imparare il tedesco e iniziare la specializzazione, perché rifiutare? Ricevi comunque un compenso e puoi fare un'esperienza di vita in Germania.

Dove si trova il problema? Il problema sorge solo se rimani bloccato per anni in questa situazione, convinto di essere in un programma di dottorato, magari per diventare professore, o che questi anni di ricerca verranno riconosciuti per la tua specializzazione.

Il primario può prometterti ciò che vuole, ma se non sei abilitato come medico, anche se lavori in ospedale come ricercatore, questo periodo non sarà riconosciuto dall'ordine dei medici per la tua specializzazione.

Da questo punto di vista, perderai solo tempo. Quindi, se il tuo obiettivo è trasferirti in Germania, questa possibilità esiste; puoi farlo anche senza conoscere il tedesco, parlando solo in inglese. Tuttavia, sarà comunque importante affrettarsi a imparare la lingua per non sprecare troppo tempo.

Come si diventa professori in Germania?

Per abilitarti come professore, devi costruire un curriculum di pubblicazioni.

Quante pubblicazioni servono per diventare professore? Dipende dalla qualità delle pubblicazioni, cioè se si tratta di lavori scientifici completi, pubblicati su riviste scienti che, oppure se è solo un Paper presentato a un convegno. Tuttavia, di base dovrai essere il primo autore della pubblicazione per poterla contare, e ti serviranno almeno 8 pubblicazioni solide; in alcuni casi potrebbero richiederti no a 13 pubblicazioni.

È un numero piuttosto elevato, e nella redazione di questi lavori possono essere coinvolti più colleghi. Al fine della carriera accademica, però, sarà considerato solo chi ha la firma al primo posto.

Per quanto riguarda la tua tesi universitaria e il conseguimento del titolo di Dr.med. , puoi avere il tuo nome anche tra altri 20 colleghi. Ecco perché ai professori conviene assumere collaboratori per la ricerca, per produrre pubblicazioni che poi firmeranno direttamente loro o altri medici, magari aiuti primari, OA, che desiderano diventare professori.

In pratica, stai facendo il lavoro "sporco" per loro. Ma ora lo sai. E hai compreso come funziona il sistema: un PhD in Medicina non è la stessa cosa di un Dr. med. Capisci anche cosa ti stanno offrendo.

Ripeto, se è un primo contatto con la vita in Germania, se ti consente di trasferirti oggi piuttosto che domani e di imparare rapidamente la lingua, non è affatto un'offerta negativa, anzi.

Tuttavia, devi essere consapevole che non sarà un PhD e che non sei in specializzazione. Quindi, affrettati a studiare il tedesco e a ottenere l'abilitazione come medico in Germania.

CONCLUSIONE

Eccoci arrivati alla fine di questo percorso! Se sei qui, hai già dimostrato una grande determinazione e curiosità: due qualità essenziali per affrontare la vita professionale in un nuovo Paese come la Germania.

Abbiamo esplorato insieme ogni fase del processo: dai documenti necessari al riconoscimento delle qualifiche, dagli esami linguistici ai primi passi per integrarsi nella vita e nella cultura lavorativa tedesca. Abbiamo discusso di aspetti pratici e burocratici, ma anche delle sfide e delle soddisfazioni personali che questo viaggio comporta. Trasferirsi all'estero come medico non è solo un passo professionale, ma un'opportunità di crescita che ti arricchirà anche come persona.

Il mio consiglio è di mantenere sempre uno spirito aperto e di affrontare questo cambiamento con pazienza. Ogni difficoltà è una tappa che, una volta superata, ti darà nuovi strumenti per affrontare la vita e la professione con maggiore sicurezza. Ricorda che ogni medico espatriato ha vissuto questa fase iniziale di sfide e adattamenti, e che il sistema sanitario tedesco ti offrirà numerose opportunità di apprendimento e carriera.

Ti invito anche a unirti alla nostra community online, dove condivido regolarmente consigli e risorse utili su YouTube e Instagram. Troverai il supporto di tanti colleghi che hanno vissuto o stanno vivendo le tue stesse esperienze. Essere parte di una rete di persone che condividono il tuo percorso può fare davvero la differenza!

Spero che questa guida ti sia stata utile e ti abbia fornito gli strumenti e le informazioni per iniziare questo viaggio in Germania con fiducia e chiarezza. Tieni sempre a mente il motivo per cui hai scelto questa strada e continua a coltivare la tua passione per la medicina. Non sarà un percorso facile, ma sono certo che sarà un'avventura straordinaria.

Se dovessi avere ancora dubbi o qualche esigenza particolare, scrivimi! Sarò felice di liberare del tempo per aiutarti.

In bocca al lupo per il tuo futuro professionale e personale in Germania.

Grazie